肩の凝らない "耳" の話

形態・機能から病気の治療まで

著 伊藤 健

帝京大学耳鼻咽喉科主任教授

文光堂

学者として厳密な論理を駆使しながらも
諧謔の良き理解者であり
また著者の良き助言者であった
故　狩野章太郎博士に捧ぐ

プロローグ

　耳鼻咽喉科学の中でも分かりにくい「耳」科学についての副読本です．特殊感覚である「聴覚」を担当する器官について扱います．教科書は大概わざと難しく書いてあるものなので，先に通読すると理解が容易になるよう，平易であると同時にメカニズムをなるべく解説するように努めました．

　読者は医学系の学生・研修生レベル（医師・看護師・言語聴覚士・臨床検査技師・補聴器技能者などを目指す方）をメインに想定しています．しかしながら，下は高校生から上は専門研修医まで読めるようになっています．また，理解を深めるため（？）に雑談形式での知識も供給いたします．

　是非「肩肘張らずに」ご一読ください．

2023年4月
帝京大学　伊藤　健

登場人物紹介

 ▶ **ITO**
「耳」を専門とする耳鼻咽喉科医で
大学病院勤務

 ▶ **R**
耳鼻咽喉科専門研修医で
ITOの親戚

指導医 ITO&R 雑談

やあ，Rちゃん久しぶりだね．ご両親のクリニックの跡継ぎなんだから，しっかり耳鼻科の研修をしないとね！　ところで専門は何が希望なのかな？

 まだ決めてないけど，まずは叔父さんの専門だから耳を見てみるわ．

それではボクの責任は重大だな．耳はややこしいように見えるけれども理屈としては明快で，分かってくるとどんどん面白くなるよ．Rちゃんだから特別に裏話もしてあげよう．

 叔父さんの駄洒落みたいにあまり期待しないでお付き合いするわ．

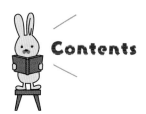

Contents

Section **Ⅲ** ▶▶ 主に伝音難聴(外耳・中耳)を 起こす病気

Section Ⅳ ▶▶ 主に感音難聴（内耳・神経）を 起こす病気

耳の構造と機能

1 耳（外耳・中耳・内耳）の概要と音波

1 耳は何をする器官？

耳の機能は大きく分けて2つあります．1つは空気中の音を聞く「聴覚」で，本書ではこれについて解説します．もう1つはバランスを取る「平衡覚（前庭覚）」です．このように聴覚と平衡覚は隣り合わせになっているため，聴覚が悪くなる難聴疾患では平衡覚も障害される（症状としてはめまいが起こる）場合があります．

2 外耳・中耳・内耳の概要

耳介（耳たぶ）から外耳道までを「外耳」，鼓膜の内側の空洞を「中耳」と呼びます．鼓膜は外耳と中耳を仕切っています．さらに内側に側頭骨に埋もれた「内耳」があります（図1）．

外耳・中耳は体の外から耳に入ってくる音波を効率よく内耳に「伝える」役割

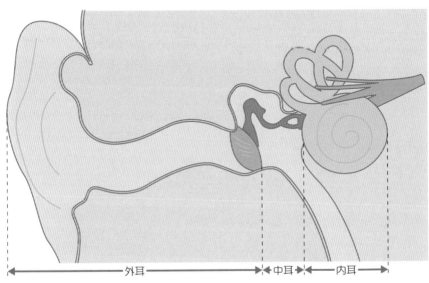

図1　耳の解剖図

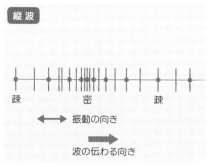

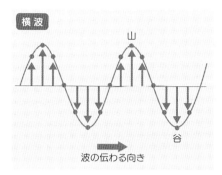

図2　縦波と横波

をしています．内耳はリンパという液体で満たされており，音波を「増幅」して，「感じる」役割があります．

③ 音波とは

　「音」は媒体を伝わる「縦波」です（図2）．このため「音波」とも呼びます．媒体とは波を伝える物質で，空気や水などを指します（音波は水中でも固体中でも伝わります）．水面の波のように進行方向に垂直に振動する「横波」と違って，「縦波」は密度が高い部分（密）と低い部分（疎）が順繰りに並んだ状態が波として伝わるため，別名「疎密波」とも呼びます．例えば太鼓の皮を叩くと音がしますが，これは皮が振動してこれに接する空気を押して圧縮したり（密），引いて薄くしたり（疎）することで音波を発生させるからです．空気中の音波は高速（秒速で約340 m，時速にすると約1,200 km）で伝わります．これが耳から入って鼓膜を振動させることにより太鼓の音が聞こえるという仕組みです．

　波の重要な用語として「周波数」があります．これはどのくらい速く振動するかの指標で，1秒当たりの振動回数を「ヘルツ（Hz）」という単位で表します．音波では周波数が小さいと低い音，大きいと高い音になります．

　もう1つ重要なポイントは，波というものは一般に異なる媒体では反射してしまうという点です．例えば晴れた日には海面がキラキラしていますが，これは空気中の光（光も波であって「光波」とも呼びます）が水中に入れずに反射するためです＊．音波も同様で，空気中の音波は水中にほとんど入っていけず，99.9％反射されてしまいます．内耳はリンパという液体で満たされているので，そのままでは空気中の音波は伝わらないということを覚えておいてください．

＊厳密には光波の媒体ではありませんが，分かりやすい例として紹介しています．

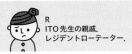

指導医ITO&R

ITO先生

R
ITO先生の親戚.
レジデントローテーター.

 固体の中の音波なんてあるの？

もちろんだ．地震が起こるとまずP波が伝わって，そのあとに大きな揺れであるS波が来るけれども，このP波というのは縦波なんだ．ということは，周波数（振動の速さ）は遅いけれども立派な音波と言える．大きな揺れの前に地鳴りが聞こえたというのと関係があるらしい．いわば，地中を通ってくる音波だ．とっさに身を守るのに重要な前触れだね．

 でも今は地震速報の方が早いわね.

……

P波：primary wave
S波：scondary wave

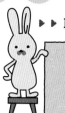

2 外耳の構造と機能

　耳介（耳たぶ）から外耳道までが「外耳」で、「中耳」とは鼓膜で境されています。外耳には空気中の「音波」を伝えて鼓膜の振動に変える働きがあります。

1 耳介（図1）

　いわゆる「耳たぶ」です。軟骨と軟部組織で形成されています。ある種の動物ほどではありませんが、ヒトでも弱いながら集音効果があります。

2 外耳道（図2）

　外側の約半分（軟骨部）は軟骨等で、内側の約半分（骨部）は骨で裏打ちされています。軟骨部と骨部は張っている皮膚の性状が全く異なり、軟骨部では毛根や皮脂腺があるしっかりとした通常の皮膚ですが、骨部はこれらが欠損しており薄い上皮のみです。従って、骨部の皮膚は大変傷付きやすく、すぐに骨が露出してしまいます。外耳道では2〜3kHzの周波数の音波が共鳴により強調されます。

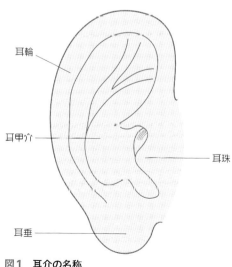

耳輪

耳甲介

耳珠

耳垂

図1　耳介の名称

5

I. 耳の構造と機能

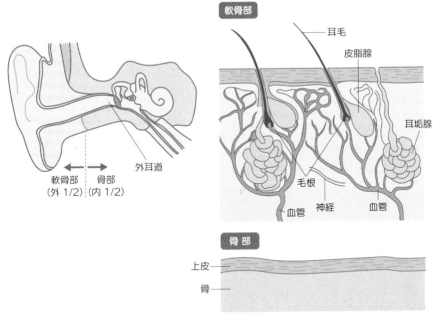

軟骨部

耳毛
皮脂腺
耳垢腺
毛根
血管　神経　血管

外耳道

軟骨部
(外 1/2)

骨部
(内 1/2)

骨 部

上皮
骨

図2　外耳道の軟骨部と骨部の構造（文献1をもとに作図）

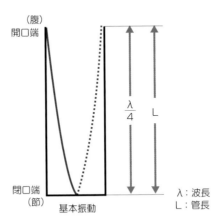

（腹）
開口端

$\frac{\lambda}{4}$　L

閉口端
（節）
基本振動

λ：波長
L：管長

図3　閉管内の気柱の固有振動

指導医 ITO&R

硬いヘラ状の耳かきで奥を引っかいてしまうと出血するだけでなく骨も露出して大変なことになるよ.

気を付けるわ. ところで, 叔父さん先生の耳は動くのね. 私は動かせないわ.

ウサギやネコと同様にヒトにも耳介筋があって顔面神経支配だから動かせる理屈だけれど, 実際には自分で動かせない人が多いようだね. ヒトの耳介は機能的にあまり重要ではないからかな. ところで外耳道の共鳴周波数はどうして2〜3kHzなのか分かるかい?

見当もつかないわ.

単純な理屈だよ. 高校の物理でやる"閉管の共鳴"だ. ヒトの外耳道の長さは約3cmで, その4倍の長さの波長から閉管の共鳴は始まる(図3)から, 波長は12cm, 空気中の音速は約340m/sだから周波数は2.8kHzという計算になるね!

物理は選択してないからよく分からないけど, 結果だけ覚えておくわ. 試験に出るんでしょ.

文献

1) 野村恭也, 他:新耳科学アトラス―形態と計測値. シュプリンガー・ジャパン, 1992.

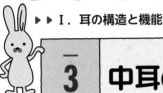
3 中耳の構造と機能

　「中耳」は鼓膜の内側の空洞で，耳管を通してノド（上咽頭，鼻の突き当たりの部分）とつながっています．耳抜きをすると耳に空気が通るのはこのためです．中耳には空気中の「音波」が起こした鼓膜の振動を「内耳」に伝える役割があります．

　また，顔面神経（顔を動かす神経）が中耳の壁の下にあり，複雑な走行をしています．

1 中耳の構成（図1，図2）

1）スペースとして

鼓室：鼓膜のすぐ裏側の空間です．

上鼓室：鼓室の上の空間で耳小骨の上部が含まれます．

乳突洞：上鼓室の後方につながる空間で内耳の半規管に近接します．

乳突蜂巣：乳突洞の周辺から側頭骨内に広がる「蜂の巣」状に含気するスペースで，急性中耳炎が重症化してこの部分に波及すると耳後部の発赤・腫脹が起こります．

耳管：鼓室前方から上咽頭に接続する管で，中耳に空気を送り込む役割があります．

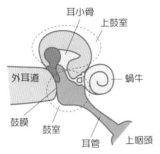

図1　鼓室・上鼓室・耳管・鼓膜・耳小骨

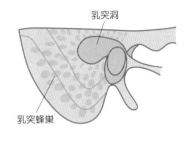

図2　乳突洞・乳突蜂巣

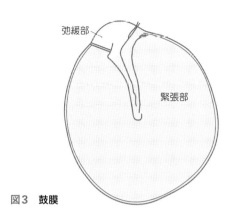

図3　鼓膜

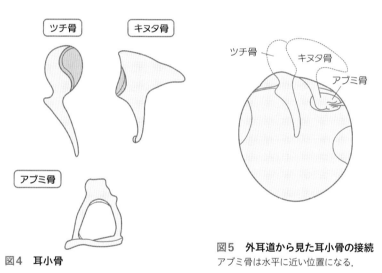

図4　耳小骨

図5　外耳道から見た耳小骨の接続
アブミ骨は水平に近い位置になる.

2）構成要素として

鼓膜：空気の振動（音波）を受けて機械的振動に変換します（ただし鼓膜は中耳に所属するというより，外耳との仕切りと考えるのが普通です）.

耳小骨（ツチ骨・キヌタ骨・アブミ骨）：振動を内耳（蝸牛）に伝えます.

　鼓膜は外側から上皮層・固有層（中間層）・粘膜層の3層からなり，厚さは約0.1 mmです．大部分を占める「緊張部」と上端の「弛緩部」に分かれます（**図3**）.弛緩部は「真珠腫性中耳炎」が発生する部位として重要です.

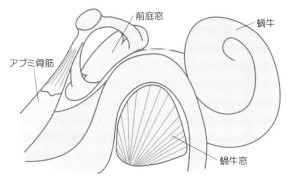

図6　前庭窓と蝸牛窓（文献1をもとに作図）

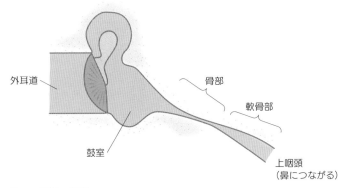

図7　耳管の解剖

　耳小骨はツチ骨（malleus）・キヌタ骨（incus）・アブミ骨（stapes）の3つの小さな骨（**図4**）が関節で接続されています（**図5**）．鼓膜の振動を蝸牛（内耳）に伝えます．アブミ骨にはアブミ骨筋が付いており，大音響を聞くと収縮して振動を抑制し，内耳を守ります（アブミ骨筋反射：42ページ参照）．

　中耳（鼓室）と内耳（蝸牛）は2つの「窓」で接しています（**図6**）．
前庭窓（卵円窓）：アブミ骨（底板）がはまっていて，音波の振動を蝸牛に伝えます．
蝸牛窓（正円窓）：鼓室（中耳）に面する膜が張っています．

　聴覚に関する中耳の機能は「音響インピーダンス整合」です．理論的な解説には物理学が必要でやや難解なので，外耳道の「空気中の音波」を蝸牛内の「水中（外

リンパ）の音波」に効率的に変換する仕組みであるとだけ理解してください．

　耳管（図7）は「中耳の換気」という重要な役割があります．鼓膜があるので中耳の空気は外耳道からは入りません．耳管を通して鼻・ノドから供給する必要があります．さらに耳管には線毛細胞があり，中耳粘膜からの分泌液を上咽頭に排出する働きもあります．従って「空気を入れて水を抜く」ことにより中耳の含気を保っています．耳管の機能が悪くなると中耳に滲出液が溜まるのはこのためです．

　耳管は生理的に安静時には閉じていて，嚥下（飲み込み）・あくびの際のみ開きます．これには口蓋帆張筋などが働きます．通常耳管の問題は狭窄することにより起こりますが，脂肪等の組織が減ると安静時にも開き気味になるので，極端に痩せると開きすぎる問題も起こり得ます．

指導医ITO&R

大事なことは，中耳には音響エネルギーを"増幅"する機構は"ない"ということだ．全く受動的なシステムなんだ．もちろん外耳もだ．

ただ受動的に"整合"しているだけってことね．

そうなんだ．「音波とは」の項で空中の音波は水中にほとんど入れないとあったよね．中耳の耳小骨は，顎の骨が進化して作られる（「6．TOPIC▶耳の発生」23ページ参照）．詳しい理論は難しいから省くけれども，こいつが大変うまく作用して空中の音波が液体（外リンパ・内リンパ）に漬かっている内耳にめでたく届くというわけだ（図8）．これを音響物理学の用語で"音響インピーダンス整合"という．

試験にはその言葉だけ覚えていればいいわけね．

うーん，まあそうだね．ところで耳小骨を含めて中耳はとても不思議な形をしているけれど，もっとすごく不思議なことに，空中を走っている神経がある．

Ⅰ. 耳の構造と機能

● 何も無いとほとんど反射される

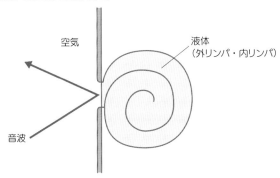

● 耳小骨があると内耳に伝わる

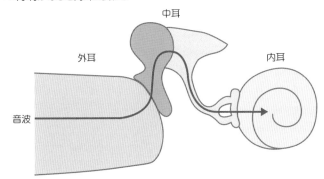

図8　音波の内耳への伝達

空中エスカレーターみたいな？

そんな感じだ. 手術で鼓膜をまくらないと見えないけれども,
1mmもない細い神経がツチ骨とキヌタ骨の間を走っていて壮観
だよ. 味覚を感じる鼓索神経というものだ. 知ってると自慢で
きるよ.

文献

1) 野村恭也, 他：新耳科学アトラス―形態と計測値. シュプリンガー・ジャパン, 1992.

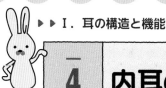

4 内耳の構造と機能

　「内耳」は側頭骨内にある感覚器官で，液体（外リンパ・内リンパ）で満たされています．内耳の「蝸牛」が聴覚器で，中耳から耳小骨を介して伝わった音波を「増幅」して「感じる」役割を持ちます．

　内耳はもう１つ「平衡覚（前庭覚）」という特殊感覚を担当しています．これは体平衡（転ばないように体のバランスを取る）・固視（ブレないようにしっかり見る）のために必要です．３本の半規管（外側，前または上，後）と２つの前庭耳石器（卵形嚢・球形嚢）が平衡感覚器で，蝸牛とともに内耳にあるので聴覚と平衡覚（前庭覚）には強い関連があります．聞こえが悪くなる疾患でバランス障害（めまい）を伴うことがあるのは，このためです．

　内耳には「骨迷路」と「膜迷路」があります．「骨迷路」は側頭骨に掘られた「溝」で，「外リンパ」という液体で満たされており，内耳はこの中に入っています（図1）．図のような器官があるのではなく，溝を模式的に描いているだけであるという点に注意してください（誤解されていることが多い）．

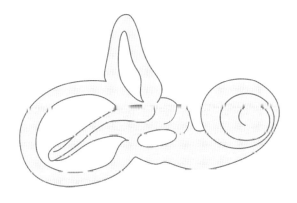

図1　骨迷路

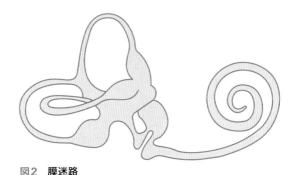

図2　膜迷路

図3　**骨迷路・膜迷路**
内耳の白い部分が外リンパ，灰色の部分が内リンパ．

　骨迷路の中にこれを一回り小さくした形態の膜が張っており，その中に「内リンパ」という液体が満たされていて，これを「膜迷路」と呼びます（図2）．内耳の感覚細胞はこの内リンパの中に入っています．従って，一般には骨迷路を内耳の図として出すことが多いのですが，実際には「膜迷路」が「内耳」そのものなのです．

　骨迷路・膜迷路と周辺の位置関係を図3に示します．

　「蝸牛」は管がソフトクリームのように巻いた形状をしており，ヒトでは2.5回転しています（図4）．アブミ骨に連続する一番外側の回転を「基底回転」，その上に続くものを「中回転」，先端（蝸牛頂）の部分を「頂回転」と呼びます．中心（蝸牛軸）から蝸牛神経が入りますが，この神経の細胞体は蝸牛内にあり，やはり巻いているので「ラセン神経節」と呼ばれます．

　蝸牛の管状構造を引き伸ばすと（図5），膜迷路（内リンパが入っている）の上下に外リンパ腔（外リンパが入っている骨迷路と膜迷路の間の部分）が分けられてお

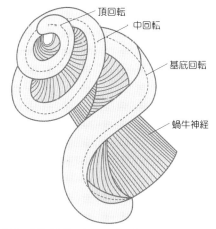

図4　**蝸牛**（文献1をもとに作図）

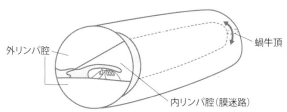

図5　**蝸牛の管状構造（真っすぐに伸ばした状態）**
（文献1をもとに作図）

り，先端（蝸牛頂）にある蝸牛孔で交通しています．膜迷路を「蝸牛管（または中央階）」と呼びます．外リンパ腔は上部を「前庭階」，下部を「鼓室階」と呼びます．前庭階はアブミ骨の付着している前庭窓（卵円窓）に，鼓室階は蝸牛窓（正円窓）につながっています．

　この管状構造の断面を見ると（図6），蝸牛管と鼓室階を境する膜はしっかりとしており，感覚器である「コルチ器」（organ of Corti：「ラセン器」ともいう）を載せています．この膜を「基底板」と呼びます．

　音波がアブミ骨から蝸牛に伝わると基底板に波（横波）が発生します．この波は高い周波数（高音）ほどアブミ骨の近くに，低い周波数（低音）ほど蝸牛頂の近くにピークを作る性質があり，「進行波」と呼ばれています（図7）．このように基底板上のピーク位置によって周波数（音の高さ）が判別されます．これを基底板に

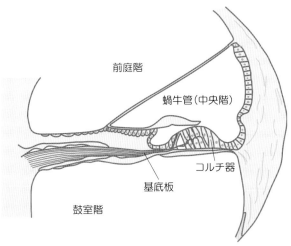

図6　蝸牛管状構造の断面（文献1をもとに作図）

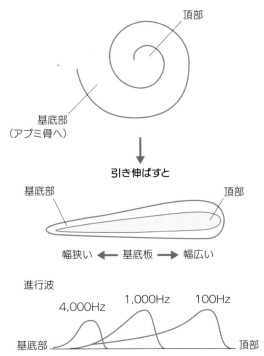

図7　基底板上の進行波による周波数分解

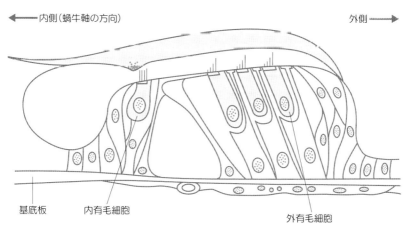

← 内側（蝸牛軸の方向）　　　　　　　　　　　　外側 →

基底板　　内有毛細胞　　　　　　　　　　　　外有毛細胞

図8　**コルチ器**（文献1をもとに作図）

おける「周波数分解」と呼びます．

　基底板上にある「コルチ器」は聴覚で最も重要な感覚器官であり，振動を感知して興奮する「有毛細胞」を載せています（図8）．

　有毛細胞は蝸牛軸（回転の中心）に近い部分（内側）に1列，その外側に3列並んでおり，それぞれ「内有毛細胞」「外有毛細胞」と呼ばれます．どちらも基底板の振動により不動毛（stereocilia）が動くと，細胞の興奮が起こる仕組みです．

　「内有毛細胞」の興奮はシナプスを介して蝸牛神経（ラセン神経節細胞）に伝わります．これが音波による機械的振動を電気的興奮に変換する「真の感覚細胞」であると言えます．

　これに対し，「外有毛細胞」は細胞が興奮すると同時に伸び縮みして，基底板の振動を（ブランコのように）増幅する働きがあります．と言っても，細胞は小さいので増幅効果は小さな振動（つまり小さな音）ほど効果が出ます．従って，閾値（聞こえるか聞こえないかギリギリの小さな音）付近の微細な振動を機械的に増幅していることになります．外有毛細胞に障害が起こってこの機能が失われると「補充現象」* が陽性となります．

> *「補充現象」（リクルートメント：recruitment）
>
> 　小さい音は聞こえないけれども，大きな音は普通に聞こえる現象．外有毛細胞が働かなくなると増幅できないため，小さい音は聞こえなくなるものの，大きな音ではそもそも増幅の効果がなかったため聞こえ方は変わらない．小さな声で呼んでも聞こえないので近付いて大声を出したらビックリする，など加齢性（老人性）難聴などでよく経験される様々な現象の原因となる．専門的には「聴覚の"ダイナミックレンジ"が小さくなる」と言い，音の大きさのちょっとした変化にも敏感になる．

指導医ITO&R

内耳は音を感知するだけでなく，音響エネルギーを"増幅"する機構が"ある"というのが重要だ．能動的なシステムなんだ．

なるほど．学生の時にちょっとやったはずだけど，中耳と内耳を逆にしてたわ．そんで，どうやって増幅してるの？

これがすごいんだ．外有毛細胞が音波からの振動に合わせて伸び縮みするんだけど，1万Hz（1秒に1万回の振動）でも10万Hzでも追随してしまうんだ．これは筋肉など生体一般にある組織では無理で，長らく謎だった．1秒間に1万回指で叩くなんて無理だろう？

もったいぶらないで教えてよ．

西暦2000年になってようやくPrestin（プレスチン）という特殊なタンパクがその正体だと分かった．これは外有毛細胞の膜にあって，なんと，動くんじゃなくてその粒子が大きくなったり小さくなったりして細胞のサイズを変えているんだ．誰も想像できなかったメカニズムだよ（図9）．原理が単純だから，すごく速い周波数にも対応できるんだ．生物界広しといえど，内耳にしかない巧妙なトリックだよ．

外有毛細胞　　　　　　伸びた状態の　　　　　　　縮んだ状態の
　　　　　　　　　　　　細胞膜　　　　　　　　　　細胞膜

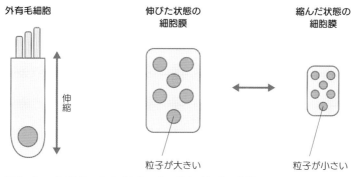

粒子が大きい　　　　　　　　　粒子が小さい

図9　Prestin粒子のサイズ変化による外有毛細胞の伸縮

叔父さん先生，内耳には何かもう1つトリックがあるとか言ってたわよね．

基底板での周波数分解だ．講義を聞いていると「そんなものか」と思うだろうが，これがなかったら音の高さは絶対に分からないんだ．単純な物理的仕掛けで音の高さごとにピーク位置を分けて判別している．人は理論的に20Hzから2万Hzまで聞こえるとされる．だから2万Hzを超えると"超音波"と呼ぶんだ．

周波数分解がないと，どうなるの？

1万Hzについていけないのは神経だってそうだ．筋肉よりはましだがそこまで速い繰り返しには対応できないから，音の高さは分からずじまいだ．それができる耳ってすごいだろ！

まあね．

文献

1) 野村恭也，他：新耳科学アトラス— 形態と計測値．シュプリンガー・ジャパン，1992．

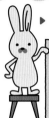
5 内耳神経～大脳の構造と機能

　内耳神経は第8脳神経で，「蝸牛神経」と「前庭神経（上・下に分かれる）」からなります（図1）．「蝸牛神経」は内耳の「蝸牛」で感知した音情報を中枢（脳）に伝えます．蝸牛神経の細胞体は蝸牛内のラセン神経節にあり，軸索は内耳道を通過します．内耳道では上・下前庭神経と顔面神経（顔を動かす神経，図には示していません）が並んで走っています．

　聴覚の中枢経路（図2）は，蝸牛神経（ラセン神経節）⇒蝸牛神経核⇒上オリーブ核⇒下丘⇒内側膝状体⇒聴皮質と続きます．この間，蝸牛神経核から上オリーブ核へ行く神経の多くが反対側に接続します（聴覚路の交叉）．

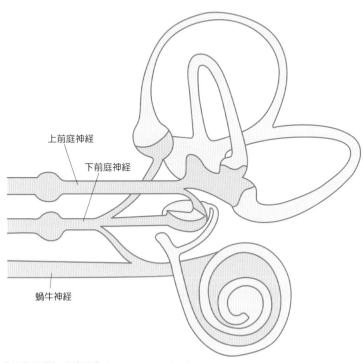

上前庭神経

下前庭神経

蝸牛神経

図1　内耳神経（第8脳神経）（文献1をもとに作図）

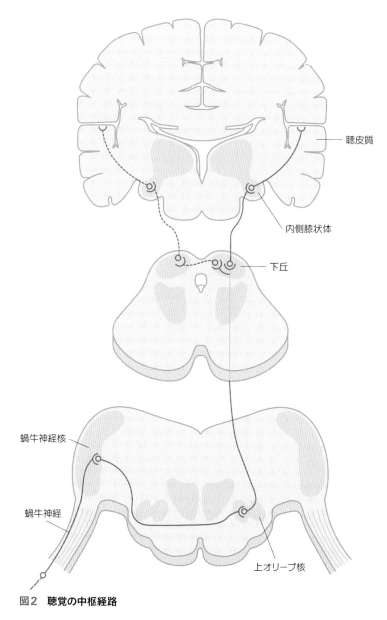

聴皮質

内側膝状体

下丘

蝸牛神経核

蝸牛神経

上オリーブ核

図2　聴覚の中枢経路

指導医 ITO & R

 聞こえの情報が脳を上がっていくと反対側に移るのはどうして なの？

 解明されていないけれど，両耳からの情報を総合する両耳聴の 機能と密接な関連があると思われている．それが証拠に，片耳 が聞こえなくなったり，逆に難聴者が人工内耳を装用して急に 片耳だけ聞こえるようになったりすると，反対側ではなく両方 の脳に情報が行くように素早く変わることが分かっている[2]．

 耳は片方だけ聞こえていれば大丈夫なんじゃないの？

 両耳とも聞こえないと，音が来る方向が分からなくなる（方向 覚）．両耳聴のメリットとしては，他に雑音下で聴き取りが良く なったり，小さい音の聞こえも片耳だけが聞こえる場合より ちょっと良くなるんだ．

 ここは試験でひっかけやすいと聞いたけど，どうしてなの？

 「上・下」や「内側・外側」を逆にしないように注意が必要だ．「外 側膝状体」は視覚路，「上丘」は眼の運動に関係していて，「下オ リーブ核」は運動の調節など様々な機能に関与している．

文献

1) 野村恭也，他：新耳科学アトラス―形態と計測値．シュプリンガー・ジャパン，1992．
2) Ken ITO, et al.：Cortical activation shortly after cochlear implantation. Audiol Neurootol, 9：282-293, 2004.

6 TOPIC ▶ 耳の発生

A 外耳・中耳・内耳の発生

　外耳と中耳は，鰓弓という魚の鰓に相当する原基から形成されます．外耳道は頭頸部の皮膚に相当する部分がへこんでできます．中耳・耳管はノドの粘膜に相当する部分がへこんでできます．この両方が出会った部分が鼓膜になります．内耳は頭部に当たる別部位の皮膚の一部分（耳板）がへこんでちぎれ，カプセルのような「耳胞」となって移動し，最終的に中耳に接続します（図1）．

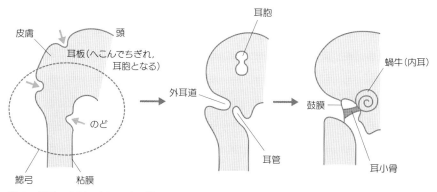

図1　外耳・中耳・内耳発生の模式図

Ⅰ. 耳の構造と機能

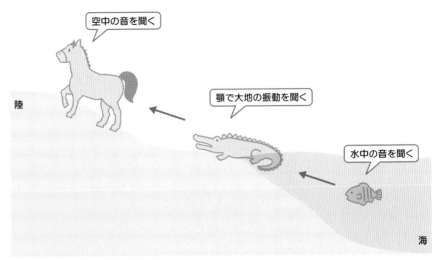

空中の音を聞く

陸

顎で大地の振動を聞く

水中の音を聞く

海

図2　進化と耳の構造の変化

指導医ITO&R

要するに外耳・中耳と内耳は完全に別物で，あとでくっついたということだ．

どうしてそうなったの？　あと鰓弓って何？

進化の過程で，魚の時は水中にいるからリンパに漬かっている内耳だけあれば，海水もリンパも液体なので反射は起こらずに自然に音波が伝わっていたんだ（「1．耳（外耳・中耳・内耳）の概要と音波」の「音波とは」の項：3ページ参照）．鰓弓というのは顔面や頸部の構造を作る元で，外耳・中耳は顎の骨が変化してできたらしい．魚が陸に上がって爬虫類になり最初は地面に触れている下顎で大地の振動を音として聞いていたのが，さらに進化して空中の音も聞けるようになったんだ（図2）．

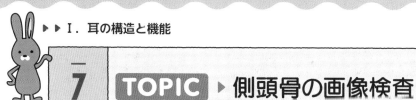

7 TOPIC ▶ 側頭骨の画像検査

　外耳道・中耳・内耳は，側頭骨という頭蓋の一部を構成する骨の中に入っています．側頭骨は鱗部・乳突部・錐体部・鼓室部の４つの部分で構成されています（図1）．

　上面は「中頭蓋窩」を構成し，大脳の側頭葉と接しており，後下方の内側面は「後頭蓋窩」を構成し，脳幹・小脳と接しています．

　耳の画像検査としては側頭骨のCTが主に行われます（図2〜5）．

　後出の真珠腫性中耳炎では，内耳や中頭蓋窩などの骨破壊が見られることが

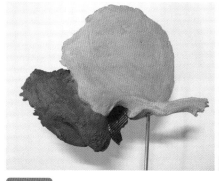

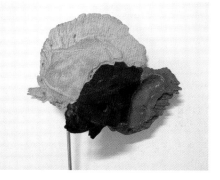

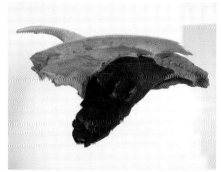

図1　側頭骨（右）
▨▨：鱗部，▨▨：乳突部，■：錐体部，
▨▨：鼓室部

あります．正常の中耳は空気が入っているため黒く写るので，灰色の部分は病変です（図6，7）．

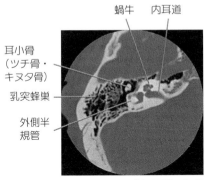

蝸牛　内耳道

耳小骨
（ツチ骨・
キヌタ骨）

乳突蜂巣

外側半
規管

図2　正常CT：axial scan（水平断・矢状断）1

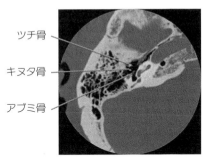

ツチ骨

キヌタ骨

アブミ骨

図3　正常CT：axial scan（水平断・矢状断）2

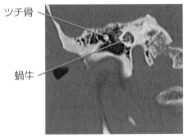

ツチ骨

蝸牛

図4　正常CT：coronal scan（前額断・冠状断）1

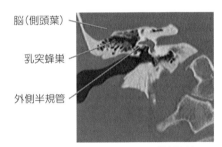

脳（側頭葉）

乳突蜂巣

外側半規管

図5　正常CT：coronal scan（前額断・冠状断）2

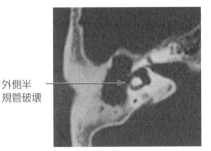

外側半
規管破壊

図6　真珠腫CT：axial scan（水平断・矢状断）

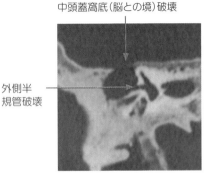

中頭蓋窩底（脳との境）破壊

外側半
規管破壊

図7　真珠腫CT：coronal scan（前額断・冠状断）

聴覚の検査法

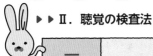

1 簡易聴力検査

通常の診察室で簡易的に聴力を把握するための検査です．救急室等でも行うことができます．

1 音叉による検査

一般的な手法

音叉（図1）は，はじくとある周波数の音を出す単純な器具で，どこへでも持ち歩くことができます．被験者の左右の耳に音叉をかざし，音を聞かせて左右差を確認します．また音叉の音が減弱し被験者に聞こえなくなったところで，検者（正常聴力とする）の耳にかざして，音の大きさから難聴の程度を判断します．使用する音叉の周波数の気導純音聴力（詳しくは「2．純音聴力検査」の項：30ページ参照）を推定できます．

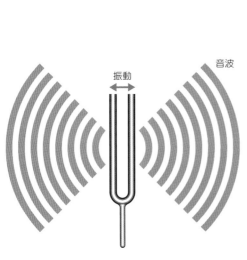

図1 音叉を用いた音波の発生

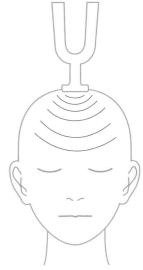

図2 Weber法

Weber法（図2）

　図のように音叉を頭頂部または前額部に当てて骨導音（「2. 純音聴力検査」の項：30ページ参照）を聞かせ，音の位置（音像）が正中か，左右にずれているかを聞きます.

　音像は以下のようになります.

- 両側の聴力が同じ場合にはほぼ正中
- 一側に感音難聴がある場合には対側（健常側）に偏位
- 一側に伝音難聴がある場合には同側（難聴側）に偏位

注意：音叉は低音のもの（500Hz程度以下）を用いる必要があります.

2　その他

　音叉等の器械がない場合には，被験者の左右耳のそばで，検者が指をこすって出す「カサカサ」という音を聞き取れるかどうかで難聴の有無と聴力の左右差を知ることができます. 主に高音部の聴力を反映します.

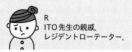

ITO先生

R
ITO先生の親戚．
レジデントローテーター.

感音難聴で聞こえる側にシフトするのは分かるけど，伝音難聴で聞こえない側に寄るっていうのはよく分からないわ.

"外耳道閉鎖効果" というのがあって，伝音が障害されていると骨導音が耳の穴から外に逃げないので内耳での音響エネルギーは大きくなるんだ. 試しにこの音叉を頭に当てて音の位置に注意しながら右耳をふさいでみてごらん.

あっ，本当だ，右側にズレた. 耳って不思議なことが多いわね.

★皆さんも試してみてください.

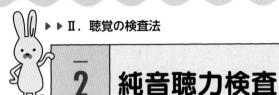

2 純音聴力検査

　防音室で行う検査です．様々な周波数の検査音（純音）の大きさを上げ下げしながら，被験者の反応（聞こえたらボタンを押し，聞こえなかったら離す）を見て，閾値（ギリギリ聞こえる音の大きさ）を判定します．

　気導聴力と骨導聴力の検査を行います．気導音とはヘッドホン（イヤホン）から外耳道を通して伝わる音で，通常聞いている音になります．骨導音は頭蓋骨に振動する刺激器を押し付けて発生させるもので，直接内耳を振動させることにより音として聞こえるものです（図1）．

　従って，気導聴力検査は外耳・中耳・内耳・蝸牛神経・聴覚中枢のトータルの能力を，骨導聴力検査は外耳・中耳の機能には関係なく，内耳以降の能力を評価できます．気導・骨導聴力検査の音源装着法を図2に示します．

① オージオグラム

　気導・骨導聴力検査の閾値をプロットしたものです（図3）．横軸はオクターブ（倍音）ごとの周波数，縦軸は閾値で小さい音が上になっています．聴力が良いほどグラフが上になります（小さい音でも聞こえるということ）．

　グラフのマークは以下の通りです．

気導聴力閾値：　　右　○　　　左　×

骨導聴力閾値：　　右　⊏　　　左　⊐

　マークに色を付ける場合には右が赤，左が青になります．

　通常，骨導聴力閾値は気導聴力閾値と同程度かより小さく（グラフでは上）になります．

　検査音を大きくしても聞き取れなかった場合（スケールアウトという）には，下向き矢印を付加して示します．

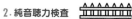

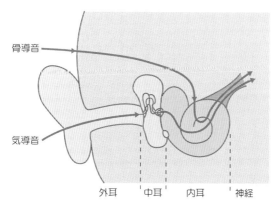

図1　気導音と骨導音の伝達経路

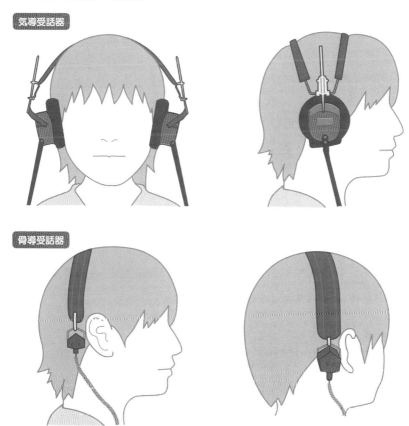

気導受話器

骨導受話器

図2　気導・骨導聴力検査における音源の正しい装着法

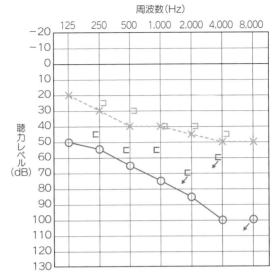

図3　オージオグラムの例
気導聴力閾値：右○　左×
骨導聴力閾値：右⊏　左⊐

2 難聴の種類（図4）

　骨導聴力が悪い場合には内耳以降に問題があり，「感音難聴」と言います．

　気導骨導差（気骨導差）は気導聴力閾値と骨導聴力閾値の差で，外耳・中耳の能力を示します．正常では差がありません．差が広がると「伝音難聴」と言います．

　骨導悪化・気骨導差拡大ともある場合には外耳・中耳と内耳以降の両方の問題があり「混合性難聴（混合難聴）」と言います（「感音難聴」+「伝音難聴」）．

　オージオグラムには様々なパターン（型）があり（図5），これによって疾患の見当がつく場合があるので重要です．

3 平均聴力と難聴の程度

　平均聴力は何種類か計算法がありますが，我が国で通常用いられるのは気導聴力の四分法です．これはaを500Hzの気導聴力閾値，bを1,000Hzの気導聴力閾値，cを2,000Hzの気導聴力閾値として，（a + b × 2 + c）/4を計算した値です．

　難聴の程度は一般に20dB以下が「正常」，それ以上で40dB未満が「軽度」，

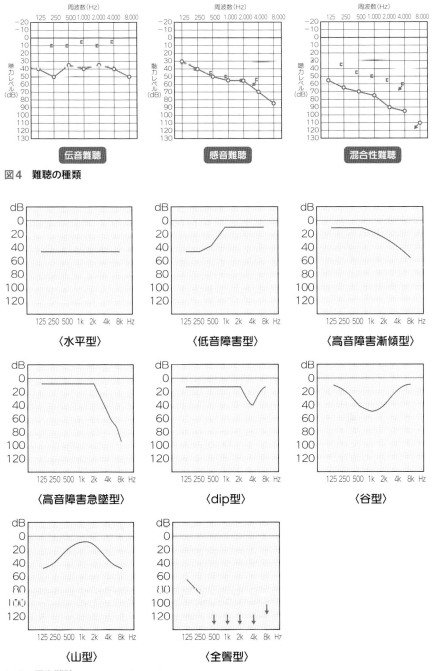

図4　難聴の種類

〈水平型〉　　〈低音障害型〉　　〈高音障害漸傾型〉

〈高音障害急墜型〉　　〈dip型〉　　〈谷型〉

〈山型〉　　〈全聾型〉

図5　感音難聴のオージオグラムパターン例

33

40dB以上70dB未満が「中等度」，70dB以上90dB未満が「高度」，90dB以上を「重度」とします．また「聾」とは，通常高度以上の感音難聴を指します．

指導医 ITO&R

 純音聴力検査は一番基本的で簡単な検査よね．

 ところがそうでもないんだ．やり方を教えるから，ボクを検査してごらん．まず気導から．

 反応をいちいち見ないといけないから結構大変．20分以上かかっちゃった．先生は両耳とも低音の聴力がちょっと異常ね．

 そんなことないよ．君のヘッドホンの掛け方が甘いんだ．（ITO 自分でヘッドホンを着け直す）これでやってごらん．右だけでいいよ．

 本当，正常になった！

 なったじゃない，元からそうだ．次は骨導だ．

 あらら，骨導の方が気導より悪いのね．

 君のやり方が未熟なだけだ．振動する刺激装置の装着が甘いんだ．僕は正常だからよいけれど，感音難聴がある人にはさらに"マスキング"という操作が必要になるから大変だ．これを説明すると1冊の本になっちゃうからここではやめておくね．（文献[1]を参照してください）

 こんなに大変とは思わなかった！　検査技師さんを尊敬するわ．

文献

1）服部　浩：聴力検査を行う人のための　図解 実用的マスキングの手引き（第4版増補）．中山書店，東京，2012．

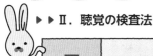

3 語音聴力検査

　言葉の聞き取りの検査です．後迷路性難聴（蝸牛神経以降の障害）で悪化し，内耳性難聴では比較的保たれます．後迷路障害では，音は聞こえるものの何を言っているか分からない（純音聴力はさほど悪化していないが語音聴力は大きく悪化する）という現象が起こります．また機能性難聴（100ページ参照）のチェックにも有用です．

　日本聴覚医学会で制定された検査音源である57-S語表（単音節50語）・67-S語表（単音節20語）を用いることが多く，正答率が語音明瞭度となります．音圧を変えて語音明瞭度をプロットしたものがスピーチオージオグラム（**図1**）です．

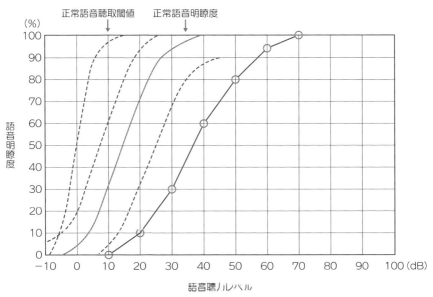

図1　スピーチオージオグラム（右耳）

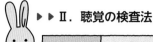

4 自記オージオメトリー（固定周波数）

　ある周波数の連続音（continuous sound：C），断続音（intermittent sound：I）を出力して，聞こえたらボタンを押し，聞こえなくなったら離してもらいます．検査機器はボタンが離されると音を大きくし，押されると小さくするようにプログラムされています．この反応をグラフに描くと**図1**のような各種のパターン（Jergerによる分類）が現れます．

　パターンによって感音難聴の病態判定ができます．

Ⅰ型：IとCがほぼ同じ反応を示します．正常パターンです．

Ⅱ型：Cの反応がIより下になり，また振幅が小さくなります．高い周波数（通常2,000 Hz以上）で認められます．補充現象（リクルートメント：18ページ参照）を示しており，内耳性難聴のパターンです．

Ⅲ型：Cの反応が時間とともに急速に悪化しており（一過性閾値上昇，temporary threshold shift：TTS），後迷路性難聴のパターンです．

Ⅳ型：Cの反応がIより下になりますが，振幅は同等です．異常ですが，これだけで病態の判定はできません．

Ⅴ型：Iの反応がCより下になるパターンで，機能性難聴（心因性難聴・詐聴：100ページ参照）を示唆します．

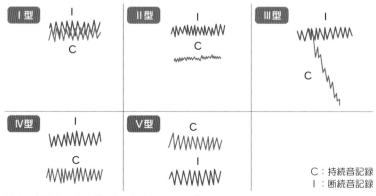

C：持続音記録
I：断続音記録

図1　自記オージオグラムの型（Jerger分類）
縦軸は音量（上が小さく，下が大きい），横軸は経過時間．

指導医 ITO & R

何で2種類の音を聞かせるの？

聞こえ方の特徴が違うんだ．自分で聞いてみれば分かるけれども"ピッピッ"と音が切れている断続音（I）の方が"ピー"と続いている連続音（C）に比べて，音がしているかしていないかギリギリのところ（閾値）では判定がしやすいんだ．連続的に鳴っていると「聞こえているような，聞こえていないような……」と不安になるけど，音が切れていれば自信を持って「聞こえる」と言えるわけだね．だからCはIよりやや閾値が上昇する傾向がある．つまり，音をちょっと大きくしないと判定できないので，グラフではわずかに下になる．

じゃあ，何で機能性難聴だと真逆のⅤ型になるの？

検査がちゃんと行えていればあり得ないパターンで，おそらく自分で一番聞き取りやすい音の大きさで反応している．そうすると逆に連続音の方が大きめに聞こえるんだ．専門用語では"ラウドネス"と呼んでいる．

そんじゃⅢ型は？

神経が弱っていると，連続的な刺激への反応がどんどん悪化する現象がある．そのため後迷路性難聴では時間とともに大きい音でないと聞こえなくなってしまうんだ．

ついでにⅡ型は？

連続音（C）で振幅が小さくなるのは，補充現象で"ダイナミックレンジ"が小さくなるのに対応している．外有毛細胞がやられると，小さい音は聞こえないけれども大きな音は普通に聞こえる（18ページ参照）．ということは，大きめの音のレベルではちょっとした音の大きさの変化に敏感になるということなんだ．このため補聴器を合わせるのにも苦労することになる．

な〜るほど．

実は，このⅡ型の解説には分かりやすくするためにややごまかしが混じっているので，暇な時にどこなのか考えてみてね．

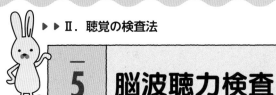

5 脳波聴力検査

　音を聞いた時に出る脳波を測定することにより，聞こえているかどうか判定します．また，脳波の波形により病変部位が分かる場合もあります．被検者の反応（ボタンを押すなど）が必要のない他覚的検査（客観的検査）です．

① 聴性脳幹反応（auditory brainstem response：ABR）

　一般的には気導聴力を測定します．音刺激にはクリック音（「カチッ」という音）が主に使用され，周波数ごとではなく全体的な聴力を調べます．図1のように電極を装着して脳波を記録します．

　図2に正常反応波形を示します．全く反応が出なければ聞こえていないと判定できます．後迷路性難聴（聴神経腫瘍など：91ページ参照）では部分的な波形の異常（Ⅲ波・Ⅴ波の潜時延長ないし消失があるもののⅠ波は認めるなど）が認められる場合があり，診断的な価値があります．

　主な用途は以下の通りです．

- 小児の聴力閾値検査
- 機能性難聴（100ページ参照）の聴力測定
- 後迷路機能の検査

② 聴性定常反応（auditory steady-state response：ASSR）

　気導・骨導聴力とも測定できます．特殊な変調音に対する脳波をコンピュータ解析します（図3）．各周波数ごとの聴力閾値をオージオグラムのように表示することが可能です．

　主な用途は以下の通りです．

- 小児の聴力閾値検査
- 機能性難聴（100ページ参照）の聴力測定

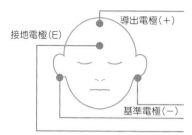

図1　ABRで装着する電極

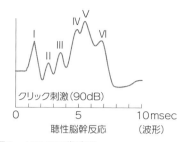

クリック刺激（90dB）

聴性脳幹反応　　（波形）

図2　ABRの正常波形

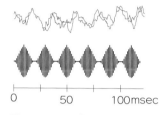

図3　ASSRの波形
上段がASSR波形，下段が刺激音波形．

指導医ITO&R

ABRは脳死判定にも使われているでしょう．試験に出たわ．

そうだね．ABRは患者さんが起きていても寝ていても測定できる．ASSRには機種により，起きている時のみ測定できるもの（40Hz ASSR）と寝ている時のみに測定できるもの（80Hz ASSR）がある．

起きている時と寝ている時で何が違うの？

単純化して説明すると，主に出ている脳波の種類が違うってところかな．

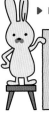

6 耳音響放射(OAE)

耳音響放射(otoacoustic emission：OAE)は外有毛細胞の増幅(伸縮)能力を直接測定する検査です．外耳道にプローブを当てて刺激音を出し，内耳から返ってくる音を記録します．内耳障害(外有毛細胞障害)では反応が出なくなります．感音難聴であっても純粋な後迷路性難聴では正常に記録されます．

注意：中耳炎や耳小骨連鎖離断など，中耳・外耳道に問題がある場合も反応が出なくなるので，これらの疾患がないことを事前にチェックしておく必要があります．

① 誘発耳音響放射(transiently evoked otoacoustic emission：TEOAE)(図1)

短音(主にクリック音)を耳に入れ，返ってくるコダマを記録します．Tを省略して「EOAE」と呼ぶ場合もあります．

② 歪成分耳音響放射(distortion product otoacoustic emission：DPOAE)(図2)

2つの周波数(f_1，f_2)の純音を連続的に耳に入れ，返ってくるそれとは違う周波数の音を記録します．様々な周波数で調べられるのが特徴です．

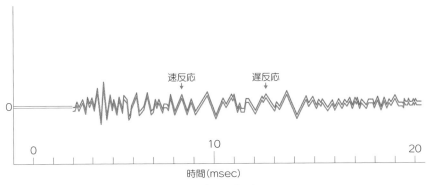

図1　TEOAEの一例：返ってくる音響反応があれば正常

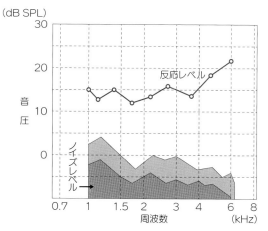

**図2　DPOAEの一例：ノイズレベルを超える反応があれ
ば正常**

音圧はf_1，f_2ともに70dBSPL，周波数比は$f_2/f_1 = 1.2$.

指導医ITO&R

補充現象の解説（18ページ参照）にある通り，内耳障害では通常
内有毛細胞より外有毛細胞が先にやられるから，難聴が軽くて
も異常を見つけることができる．

中耳炎は内耳と関係ないのに，何で出なくなるのかな？

検査音は気導音なので外耳道から中耳を通って内耳に入る．だ
から伝音難聴があると内耳まで音が到達できなくて，そもそも
検査にならないんだ．原理を知っていれば分かる理屈だね．

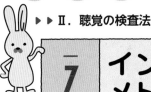

7 インピーダンスオージオメトリー

外耳道入口部から中耳側を見た「音響インピーダンス」という値を測定する検査です．これは主に中耳の状態を反映するとされていて，音波が伝わりやすいと低い値を，伝わりにくいと高い値を示します．外耳道入口部にプローブを密着させ（図1），外耳道の空気を振動させて反射音を測定します．反射音が小さいと伝音効率（中耳の状態）が良く，大きいと悪いということになります．

① ティンパノメトリー

外耳道の圧力を変化させて音響インピーダンスを測定します．通常，低音の純音（220Hz付近）を使用します．コンプライアンス（インピーダンスの逆数に近いもの）をグラフにしたものがティンパノグラムです（図2）．横軸が外耳道にかかった圧力で，真ん中がゼロ（大気圧）になります．正常では大気圧（圧力ゼロ）で最も音が伝わりやすい状態となり（インピーダンスが低い・コンプライアンスが高い），グラフにピークができます．これをA型と呼びます．

▶ いろいろなティンパノグラム

正常のA型以外にも，疾患と密接に関連する異常な型が分類されています（図3）．A型以外にB型，C型，またA型の変形でピークの高さが異常なものとしてAs型，Ad型があります．

② アブミ骨筋反射

片方の耳に大きな音を聞かせると，蝸牛神経→顔面神経の反射が起こり，両側のアブミ骨筋が収縮します（図4）．すると，音の伝達が悪くなります（インピーダンスが高くなる）．正常例を図5に示します．この反射には，強大音から内耳を守る働きがあります．難聴がある場合や顔面神経麻痺がある場合に反応が出なくなります．

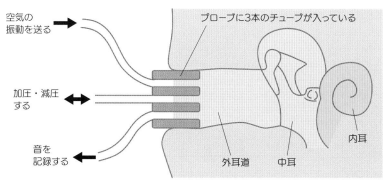

図1　音響インピーダンス測定装置

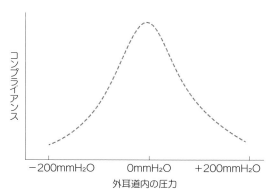

図2　正常のティンパノグラム（A型）

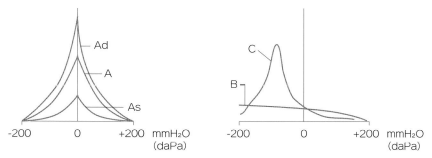

図3　様々なティンパノグラム

A型：圧力ゼロでピーク（正常），B型：ピークなし（滲出性中耳炎など），C型：陰圧でピーク（耳管狭窄症など），As型：ピークが低い（耳小骨固着など），Ad型：ピークが高い（耳小骨離断など）．

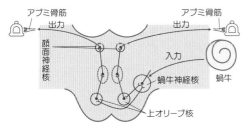

図4　アブミ骨筋反射の反射弓
求心路は蝸牛神経・脳幹を通り，遠心路は顔面神経である．

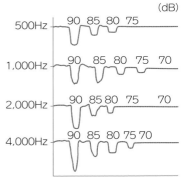

図5　耳小骨筋反射
縦軸はコンプライアンス（ティンパノグラムと同じ），横軸は経過時間．大きな音を聞かせるとアブミ骨筋が収縮してインピーダンスが上がる（コンプライアンスが下がる）ので，グラフが下に振れる．

指導医ITO&R

なんちゃらアンスとか，いろいろ出てきて分かりにくいわ．

インピーダンスは"音波や交流電流などの波動に対する伝わりにくさ"の指標で，高いと音が向こう側に伝わりにくく，低いと伝わりやすいと言ってよい．外耳道から見て向こう側ということは，中耳を通って，通常内耳（蝸牛）まで音が伝わることを意味する．コンプライアンスはインピーダンスを逆にした指標と考えてよく，増減が正反対になる．コンプライアンスが高い（インピーダンスが低い）と音が効率的に蝸牛に伝わっているわけだ．

じゃあ，Ad型というのが一番伝わりがいいんじゃないの？　でも，この間手術した伝音難聴の患者さんはこれだったような……

その人は外傷によって耳小骨のつながりが切れてしまったので鼓膜がブラブラになっていて，そこに音の振動が吸収されていたんだ．外耳道から見て向こう側と言っても，内耳まで届いているとは限らないこともあるという珍しい例だね．

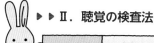
8 乳幼児聴力検査

　純音聴力検査ができるようになる（早くて６歳頃）までは，ABR（38ページ参照）やASSR（38ページ参照）などの客観的検査，あるいは特殊なテクニックを用いる検査が必要となります．

　新生児聴覚スクリーニング（99ページ参照）における検査としては自動ABR（automated auditory brainstem response：AABR）やOAE（40ページ参照）が使用されます．

　客観的ではなく，小児の行動を観察しながら評価する検査を表1に示し，解説します．

1）聴性行動反応聴力検査（behavioral observation audiometry：BOA）

　種々の音（太鼓・チャイム・ホイッスル・ベルなど）を刺激音として，以下のような聴性行動反応を観察します．

- モロー反射（四肢または全身をビクッとさせる）
- 眼瞼反射（瞬目，閉眼または開眼）
- 吸啜反射（口唇を吸うように動かす）
- 呼吸反射（深呼吸，呼吸リズムの変化）

2）条件詮索反応聴力検査（conditioned orientation response audiometry：COR）

　音に対する探索反応ないしは定位反射を光刺激によって強化，条件付けして聴力測定を行います（図1）．例えば左右どちらかのスピーカーから音を出した時に正しくそちら側を向けたら，玩具の入った箱が光ってオモチャが見えるようになります（小さい子はこれで喜びます）．

3）ピープショウテスト（peep show test）

　音が出ている時にだけスイッチを押すと，報酬としてのぞき窓の中に子どもにとって楽しい景色が見られます（図1のスピーカーと中央部を使用します）．

4）遊戯聴力検査（play audiometry）

　おはじき，さいころなど玩具を使って，音が聞こえたら玉を1つ移動させるな

表1　乳幼児聴力検査と年齢

検査名	対象年齢
BOA（聴性行動反応聴力検査）	新生児・乳児など（生後1年頃まで）
COR（条件詮索反応聴力検査）	生後6ヶ月以上
ピープショウテスト（peep show test）	3歳以上
遊戯聴力検査（play audiometry）	3歳以上

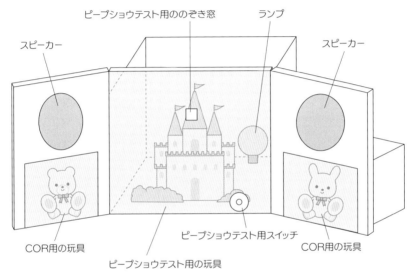

図1　COR，peep show test装置の仕組み

どの決まりによって検査を行います．ピープショウテストとともに信頼性が高い
とされます．

TOPIC ▶ 内耳性難聴・後迷路性難聴の鑑別
9

　実際の臨床では，検査結果から内耳性難聴・後迷路性難聴の鑑別をつけることが重要です．検査結果との対応を**表1**に示します．両方が混在することもあり，実際にはいくつかの検査を組み合わせて判定します．

表1　内耳性難聴・後迷路性難聴の典型的な検査結果

	内耳障害	後迷路障害
補充現象	陽性	陰性
最高語音明瞭度	比較的良好	不良　（＜50％）
ABR	比較的保たれる	反応不良
OAE	反応不良	正常
自記オージオメトリー	Ⅱ型	Ⅲ型

指導医 ITO & R

これはテスト頻出の重要事項だ．

 へー，実際にはどちらの障害の患者さんが多いの？

印象としては9割以上が内耳障害だね．

 いっぱい検査するのにそれじゃあまり意味ないんじゃないの？

そんなことはない．後迷路障害の場合は神経や脳に大きな問題が見つかることもあるので，しっかり確認する必要があるんだ．

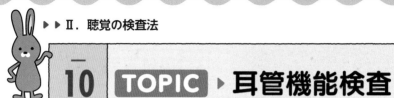

10 TOPIC ▶ 耳管機能検査

耳管は中耳を正常に保つために大変重要な役割を果たしており，機能不全に陥ると様々な疾患をきたします（11ページ参照）．

▶ **簡易検査：耳管通気法（68ページ参照）**

治療で行う耳管通気法は，耳管の通りを調べる検査としても役立ちます．

▶ **専用の器械による耳管機能検査**

耳管機能検査装置を用いた検査です．

Ⅰ．音響耳管法（sonotubometry）

外耳道にマイク，外鼻孔にスピーカーを置いて，被験者に嚥下をしてもらいます．耳管が開けばノイズが外耳道のマイクに記録される仕組みです．

Ⅱ．耳管鼓室気流動態法（tubo-tympano-aerodynamic graphy：TTAG）

一側の外耳道と外鼻孔にそれぞれ圧測定用のプローブを挿入し，反対側の外鼻孔をふさぎます．被験者にバルサルバ法（いきむことによる自己通気）を行ったあとに何回か嚥下をしてもらい，圧力変化を調べて耳管が通っているか調べます．

Ⅲ．加圧・減圧法（inflation-deflation test）

鼓膜穿孔耳のみに施行可能な検査です．圧負荷と圧測定の両方が可能なプローブを外耳道に挿入，加圧・減圧を行います．耳管が通ると圧力が元に戻ります．

指導医ITO&R

鼓膜に穴が開いてないとできない検査に何の意味があるの？

慢性中耳炎（60ページ参照）の手術を行う場合に耳管の通りが悪いと，術後の経過が悪かったり，鼓膜穿孔がふさがったのは良いものの滲出性中耳炎になったりすることがある．これをあらかじめ予測しようという意図だよ．ただし手術を行って炎症が落ち着くと耳管機能も改善することが多いので，参考程度にとどめる必要があるけどね．

主に伝音難聴（外耳・中耳）を起こす病気

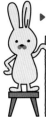

1 先天性外耳道閉鎖症・小耳症

症状：先天的に外耳道が欠損しています．耳介奇形（小耳症，**図1**），中耳（耳小骨）奇形を伴うことが多く，内耳に奇形がある場合もあります．

検査所見：伝音難聴を呈します．内耳奇形を合併すれば混合性難聴となります．

治療：外耳道閉鎖に対しては外耳道形成術（**図2**）を行います．通常中耳（耳小骨）奇形を伴うので，鼓室形成術（62ページ参照）を同時に施行します．聴力改善のために耳介を手術する必要はなく，美容のための耳介形成術は形成外科で行われます．

聴覚補償：外耳道入口部がないため通常の補聴器（気導）の装着ができないので，骨導補聴器や近年日本で開発された軟骨伝導補聴器を装用します[1]．骨導補聴器には手術で頭蓋骨に固定する埋め込み型（bone-anchored hearing aid：BAHA）もあります．

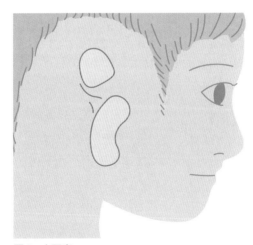

図1　小耳症

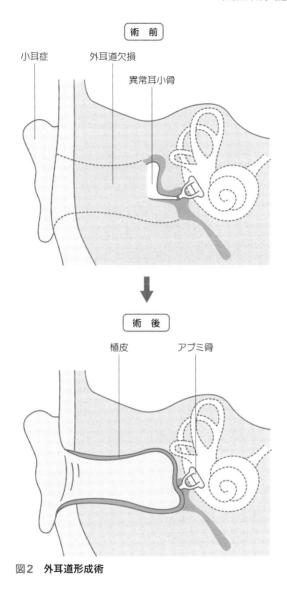

術　前

小耳症　　外耳道欠損

異常耳小骨

術　後

植皮　　　アブミ骨

図2　外耳道形成術

文献
1）下倉良太：軟骨伝導補聴器の開発とその後の進歩．MB ENT 248: 79-86, 2020.

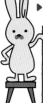

2 急性外耳炎（外耳道炎）・耳癤（じせつ）

症 状：耳痛・耳漏などが主です．耳介牽引痛・耳介圧痛（押したり引っ張ったりする時の痛み）が特徴的です（これは急性中耳炎では起こりません）．

治 療：局所への軟膏（抗菌薬・ステロイド等含有）塗布，抗菌薬・消炎鎮痛薬投与などを行います．

解 説：外耳道（主に軟骨部）の急性炎症で，多くの方が経験しているはずです．過度の耳掃除による損傷や，水泳・入浴時に外耳道に水が入ることも原因となります．化膿・腫脹すると耳癤（じせつ）と呼ばれ，切開排膿を行うことがあります．アスペルギルス，カンジダなど真菌感染によるものもあり，これらは「外耳道真菌症」と呼ばれ，抗真菌薬などによる治療を行います．

 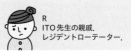

指導医ITO&R　ITO先生　R　ITO先生の親戚．レジデントローテーター．

 耳垢が溜まると外耳道炎になっちゃうからキレイにしないといけないわね．私は中学の頃から竹の耳かきで奥まで掃除するようにしているわ．それでも時々痛くなることがあるけれど．

真逆だよ！

 へ？

 Migrationという現象で外耳道の皮膚が鼓膜から外側に徐々に動き，耳垢は特に掃除しなくとも自然に外に落ちるようにできている．日本人は世界でも珍しく乾いた耳垢の人が多いから自然排出されやすいんだ．固い耳かきで傷つけるとmigrationが障害されて耳垢が溜まるようになったり，細菌が感染して外耳道炎になったりで，良いことはないんだよ．外耳道にもともと病気がない人は"何もしない"のが一番だ．

3 悪性外耳道炎（頭蓋底骨髄炎）

症　状：免疫能が低下した人に発症し，強い耳痛と耳漏を認めます．顔面神経麻痺など脳神経麻痺や開口障害を起こす場合もあります．

診察所見：伝音難聴や混合性難聴を呈し，側頭骨ＣＴで骨破壊・骨融解の所見を認めます．細菌検査では緑膿菌，ＭＲＳＡ（メチシリン耐性黄色ブドウ球菌）などが検出されます．

解　説：本態は外耳道の炎症から進展した「頭蓋底骨髄炎」であり，病名では慣用的に「悪性」が使われていますが悪性腫瘍ではありません．高齢者・糖尿病罹患者が多く，免疫能低下状態があるところに感染が起こり，深部に進展すると考えられます．骨破壊を起こし，顎関節（開口障害）・頭蓋底（脳神経麻痺）進展をきたします．致命的となる場合もある疾患です．

治　療：まず外耳道局所清掃・抗菌薬投与などの保存的治療を行います．進展例には手術による病変清掃を加える場合があります．

指導医ITO&R

癌じゃないのに今でも悪性を病名から取らないのはどうしてなの？

本当に治療に困る病気で，強い抗菌薬をしっかり使っても進行することがある．またもともと身体が大分弱っている人に起こりやすいので，耳は良くなってきても他の病因が致命的となったケースを経験している．気持ちとしては"悪性"をキープしたいところだね．

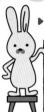

4 その他の外耳疾患

① 先天性耳瘻孔

　第一鰓弓と第二鰓弓の先天性癒合不全による瘻孔で，耳輪の前縁部にできる（**図1**）ことが多いとされます．感染を反復する場合には摘出手術を行います．瘻孔は耳介軟骨に入り込むことがあり，軟骨の一部を合併切除します．

② 耳介血腫

　耳介を打ち付ける外傷により，耳介皮下あるいは軟骨膜下に血液が貯留（いわゆる内出血）する病態です．頭部の強打を反復するスポーツ（柔道・相撲・レスリングなど）の選手に多く見られます．穿刺して血液を排除し強く圧迫しますが，耳介は形態が複雑なので圧迫は不十分となりがちです．反復すると耳介変形が残ります（いわゆる「相撲耳」「柔道耳」）．

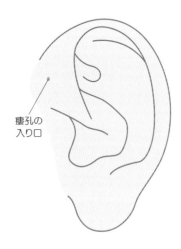

瘻孔の
入り口

図1　先天性耳瘻孔の一例

③ 外耳道異物

　小児では消しゴムやおもちゃの鉄砲の弾など，成人では綿棒の先端部分などが異物となりやすく，昆虫などが迷い込む場合もあります．治療は摘出ですが，外耳道を隙間なく埋めるような異物を取り出すのは難しく，小児では全身麻酔で行う場合もあります．

④ 耳垢塞栓

　世界的に耳垢は「湿性（軟性）」のものが多いのですが，日本人では「乾性」耳垢が多い特徴があります．硬くなって外耳道に隙間がない場合には薬液で溶かしてから除去します．

⑤ 外耳道癌

　まれな疾患で，組織型は扁平上皮癌が主です．治療は手術による摘出や放射線治療で，手術は切除範囲により外耳道摘出術，側頭骨外側切除術，側頭骨亜全摘術（進展例）などがあります．

　ちなみに中耳癌は極めてまれです．

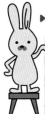

5 急性中耳炎

症　状：（強い）耳痛・発熱が主ですが，鼓膜が破れれば耳漏が出てきます．小児などで痛みを訴えない（訴えられない）場合でも，泣いてしきりに罹患側の耳を触ることにより家族が気付くことがあります．

診察所見：耳鏡による視診で鼓膜の発赤・膨隆を認めます（**図1**）．

検査所見：耳漏がある場合には，細菌検査を行います．

解　説：小児に多く，上気道炎に続いて中耳に炎症が波及し（風邪を引いたあとなどになりやすい），細菌感染を生じます．

治　療：細菌感染に対して抗菌薬を使用し，痛み・発熱に対する対症療法として消炎鎮痛薬を用います．また鼓膜の膨隆が強い場合には鼓膜切開により排膿を行うこともあります．

『小児急性中耳炎診療ガイドライン』[1]では抗菌薬の使用法を以下のように推奨しています．

 ガイドラインのポイント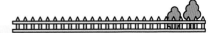

▶ ペニシリン系薬剤を主とする．

▶ 軽症の場合には抗菌薬を処方せずにまず3日間観察する．

▶ 中等症〜重症，あるいは軽症でもペニシリン系投与で改善しない場合には他の系統の抗菌薬（セフェム系，ニューキノロン系，カルバペネム系等）も選択する．

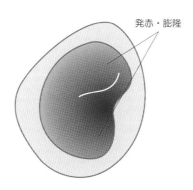

発赤・膨隆

図1　急性中耳炎の右鼓膜所見

① 急性乳突炎

　細菌感染が鼓室にとどまらず，乳突蜂巣へと広がると，耳後部に発赤腫脹を生じ，耳介が立って見えるようになります（**図2**）．頭蓋内合併症や静脈洞血栓症からの敗血症などに注意する必要があります．重症の場合には手術（乳突削開術）を行う場合があります．

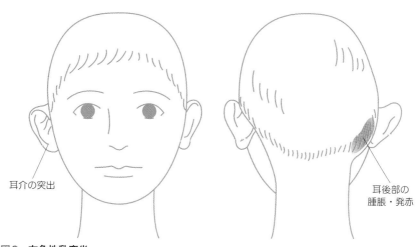

耳介の突出

耳後部の
腫脹・発赤

図2　右急性乳突炎

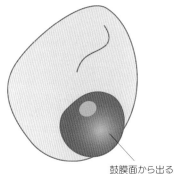

鼓膜面から出る
球状の水疱

図3　右水疱性鼓膜炎

② 水疱性鼓膜炎

　鼓膜に黄色〜橙色の貯留液を含む水疱を認めるものです（**図3**）．痛みが強い場合もありますが，水疱の切開を行うと改善します．急性中耳炎に合併することが多く，その場合には前記の治療も必要です．

指導医ITO&R

 やっぱり起炎菌はブドウ球菌なんかが多いの？

 いやいや，鼓膜は破れてないから皮膚の菌は入ってこられないよ．上咽頭から耳管を経由してやってくるので，気道感染の菌になる．肺炎球菌やインフルエンザ菌のような肺炎を起こすのと同じ菌だよ．だから原因菌をよりしっかりと検出したい時には鼻から上咽頭まで綿棒を入れて細菌検査をすることもあるよ．

 でも細菌検査なんて1週間くらいかかるから，治療には役に立たないんじゃないの？

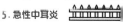

早ければ3日くらいで結果が出るようになっているけどね．皆が初期治療で治るわけではなくて，細菌検査の結果は難治例でこそ重要になってくる．だからたとえ1週間かかっても大事な情報なんだよ．

バイトの病院で，軽症だから薬を出さずに「3日後に来てください」と言ったら，「仕事もあるからそんなのムリ」ってママにキレられちゃったわ．

実際の臨床ではケース・バイ・ケースだから，そういう時には次善の策としてペニシリン系を出すことになるかな．薬剤耐性菌を作らないように抗菌薬を使うのは未来のためにも重要なことで，『小児急性中耳炎診療ガイドライン』はそこにしっかりと配慮がなされているよ．

でも，実際は中耳炎なんて抗菌薬なんか使わなくても，痛いのを我慢していればそのうち治っちゃうもんじゃないの？

いやいや．重症化したら乳突炎になって，そうすると中耳と脳の間には薄い骨壁があるだけなんで，脳に菌が回ることもあるんだよ．今は抗菌薬があるからまれだけれども，なかった頃は急性中耳炎は命にかかわる病気だったんだ．昭和初期のカルテを見ると，緊急で乳突削開・排膿術を行っても必ずしも救命できなかった例がある．甘く見てはいけない病気だよ．

文献

1）日本耳科学会，日本小児耳鼻咽喉科学会，日本耳鼻咽喉科感染症・エアロゾル学会 編：小児急性中耳炎診療ガイドライン2018年版．金原出版，東京，2018．

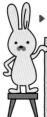

6 慢性中耳炎（慢性化膿性中耳炎）

症 状：難聴・耳漏

検査所見：鼓膜中心（性）穿孔（**図1**），伝音難聴を認め，細菌検査では黄色ブドウ球菌，緑膿菌などが検出されます．

解 説：急性炎症（急性中耳炎，急性鼓膜炎）が反復・遷延して鼓膜穿孔が残存した病態と考えられています．治療には手術が必要となります．

治 療：鼓室形成術・鼓膜形成術を施行します．感染を伴えば，乳突削開術もあわせて行うことがあります（62ページ参照）．

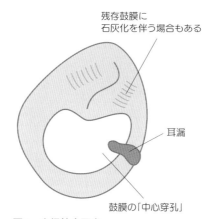

残存鼓膜に
石灰化を伴う場合もある

耳漏

鼓膜の「中心穿孔」

図1　右慢性中耳炎

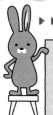

7 TOPIC ▶ 鼓膜穿孔と中耳炎

鼓膜輪が残存しているかどうかにより中心（性）穿孔と辺縁（性）穿孔に分類します（**表1，図1**）．それぞれの病的意義は大きく異なるため，視診による鑑別が重要です．

表1 鼓膜穿孔の分類

	中心（性）穿孔	辺縁（性）穿孔
鼓膜輪	（全周性にわずかでも）残存するもの	一部が欠損しているもの
典型的病態	慢性中耳炎	真珠腫性中耳炎
方 針	待機的手術	早期の手術

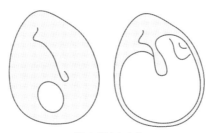

［中心（性）穿孔］

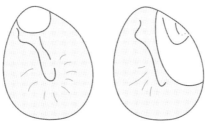

［辺縁（性）穿孔］

図1 鼓膜穿孔

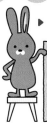
8 TOPIC ▶ 鼓室形成術と乳突削開術

1 鼓室形成術

　鼓膜を結合組織膜（筋膜・骨膜，場合により軟骨板）で張り直し，また耳小骨連鎖を再建します．形成した鼓膜に接する耳小骨により以下のように分類されます（Wullstein分類）（**図1**）．

　Ⅰ型：ツチ骨に接するもの

　Ⅱ型：キヌタ骨に接するもの

　Ⅲ型：アブミ骨に接するもの

　Ⅳ型：アブミ骨底板に接するもの（アブミ骨脚が欠損している場合）

　耳小骨と鼓膜の間に軟骨などをはさむと「コルメラ変法」となります（はさんだものを鳥類の耳小骨になぞらえて「コルメラ」と呼ぶ）．鼓膜を浮かせることにより，癒着によって面積が小さくなる（鼓膜と卵円窓の面積比が低下して伝音効率

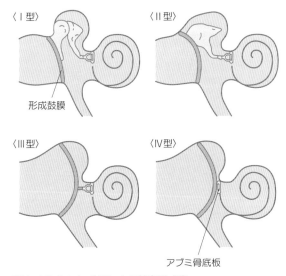

〈Ⅰ型〉　　　　　　　〈Ⅱ型〉

形成鼓膜

〈Ⅲ型〉　　　　　　　〈Ⅳ型〉

アブミ骨底板

図1　Wullstein分類による鼓室形成術

が落ちる）ことを防ぐ効果があります．

　耳小骨の状態を確認せずに，単純に穿孔を閉鎖する術式を「鼓膜形成術」と呼ぶことがあります．

2 乳突削開術

　感染した乳突蜂巣（乳様突起）を開放（骨を削る）して清掃します（**図2**）．通常，耳後部を皮膚切開します．

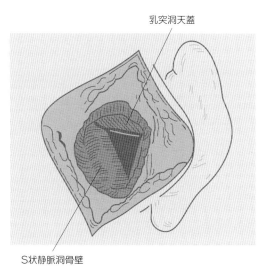

乳突洞天蓋

S状静脈洞骨壁

図2　乳突削開術

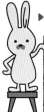

9 耳管機能異常による病態

　「Section Ⅰ　耳の構造と機能」の解説 (11 ページ) 通り，耳管は安静時には閉鎖しており，嚥下・あくびなどの際に一瞬だけ開いて中耳腔と外耳道内の気圧を合わせる機能があります．また，線毛運動により中耳内の分泌物を上咽頭に排出する作用も重要です．耳管の機能異常には大きく分けて，1) 開かなくなる (通らなくなる) ことによる障害と，2) 安静時にも開いてしまうことによる障害があります (表1)．

　1) 耳管が通らなくなると，空気の供給が不十分になり中耳腔が陰圧になります．このため鼓膜が内側に陥凹し (へこみ)，また分泌液が排出されなくなるので中耳に滲出液が溜まるようになります．しまいには鼓膜と鼓室の内側壁がくっついてしまい (癒着)，ここに白色の異常な耳垢が溜まり始めます．この耳垢は骨を溶かして奥に進展する危険な性質を持っています．病名としては耳管狭窄症 ⇒ 滲出性中耳炎 (癒着性中耳炎) ⇒ 真珠腫性中耳炎のように進行します．

　2) 逆に，耳管が開きすぎても問題があり，これを耳管開放症と称します．

表1　耳管の機能異常

耳管が通らなくなる (開かなくなる) 病態	耳管が常時開いてしまう病態
●耳管狭窄症：耳閉感・自声強聴 (自分の声が響いて聞こえる) 　↓ 進行 ●滲出性中耳炎：難聴 (悪化すると「癒着性中耳炎」になることもある) 　↓ 進行 ●真珠腫性中耳炎：普通の鼓膜穿孔だけがある慢性中耳炎ではなく，真珠のような白い落屑を生じて骨破壊を起こす困った中耳炎	●耳管開放症：耳閉感・自声強聴・呼吸音の聴取

9. 耳管機能異常による病態

ⓐ 耳管狭窄症

症　状：耳閉感・自声強聴などです．

検査所見：ティンパノグラムC型となります（外耳道を陰圧にしたところにピークがくる：43ページ参照）．

解　説：耳管の通りが悪くなり，中耳腔（鼓室）が陰圧になります．急性上気道炎（鼻炎・副鼻腔炎・咽頭炎）の際によく見られるので，ほとんどの人が経験しているはずです（エレベーターや飛行機で耳がツーンとなった時の感覚です）．急性炎症が治まれば改善します．アデノイド（咽頭扁桃）増殖症，上咽頭癌などの際にも起こり，進行することが多いので注意が必要です．また先天性口蓋裂があると嚥下時に耳管を開く筋肉の働きが悪く，同様の病態を示します．

治　療：急性炎症に伴うものはその治療を行い，腫瘤性病変などの場合はまず鑑別診断が必要です．耳管通気（「滲出性中耳炎」の項：67ページ参照）も効果があります．

指導医 ITO&R

カゼひいた時に耳がボンボンするあれね．頑張って"耳抜き"をすると早く治るのかしら？

まだ炎症があって黄色いハナが出ている時は通気すると菌を中耳に入れるのでやめた方がよい．通常はカゼが治れば自然に収まるよ．

9. 耳管機能異常による病態

b　TOPIC ▶ 耳管開放症

　耳管は安静時は閉じているものですが，これが常時開き放しになると起こる病態です．Virtual (仮想) 典型例を示します (表1)．

表1　耳管開放症の Virtual (仮想) 典型例

年齢・性別	27歳，女性
職業	芸能人
主訴	耳閉感，呼吸に一致する耳鳴 (両耳)
現病歴	約3ヶ月前，舞台のためにダイエットを始めてから徐々に上記症状が悪化．自分の声が耳に響いて不快．横になったり，かがんだりすると症状は軽快．
所見	鼓膜所見は正常だが，呼吸性に動くのが観察される．また，患者の耳と検者の耳をチューブでつなぐと呼吸音を聴取する．

指導医ITO&R

ダイエットしすぎはダメってことのようだけど，残念ながら私は長続きしないから大丈夫だわ．でも"開放"の症状が"狭窄"と同じでは，どちらか分からないわね……

過度のダイエット以外に末期癌などによる栄養不良状態などでもよく起こる．症状として呼吸音が聞こえるのは"開放"の時だけだ．また横になっている時より頭を起こしている時の方が症状がひどくなるのも"開放"の場合だが，診察するまでどちらか分からないことも多い．治療としては漢方薬や手術法も出てきているよ[1]．

文献
1) 小林俊光 編：耳管の検査と処置—治療効果を上げるコツ．MB ENT 201, 2017.

9. 耳管機能異常による病態

c 滲出性中耳炎，癒着性中耳炎

症 状：耳閉感・自声強聴に難聴が加わります．

検査所見：伝音難聴を示し，ティンパノグラムはB型となります（ピークが出ない：43ページ参照）.

解 説：鼓膜内陥・中耳滲出液を認めます（**図1**）．進行すると鼓膜が鼓室壁に付く状態となり，「癒着性中耳炎」と呼ばれます（**図2**）．小児ではアデノイド増殖症，先天性口蓋裂（口蓋帆張筋の機能不全あり）に続発しやすく，成人では上咽頭癌などに続発する場合があります．

治 療：保存的治療として，耳管通気（**図3**），気道粘液調整薬の投与などを行います．手術治療としては鼓膜切開，鼓膜換気チューブ留置（耳管の代わりにチューブで中耳を換気する，**図4**）があります．

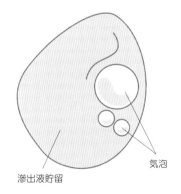

気泡

滲出液貯留

図1 滲出性中耳炎

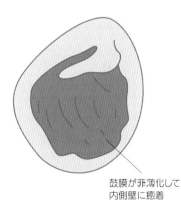

鼓膜が菲薄化して
内側壁に癒着

図2 癒着性中耳炎

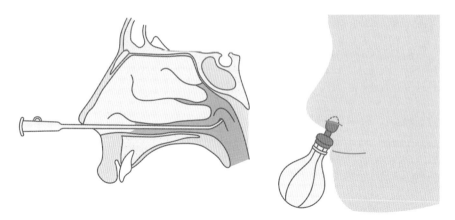

図3　耳管通気法

成人ではカテーテルを鼻腔から上咽頭の耳管開口部まで挿入して空気を送ります．小児ではゴム球（Politzer球）を前鼻孔に当てて鼻腔内を加圧します．「耳管機能検査」の一種（受動的開大能）でもあり，診断を兼ねます．

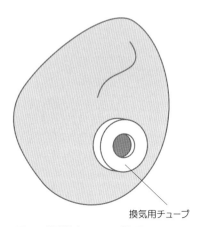

換気用チューブ

図4　鼓膜換気チューブ留置

9. 耳管機能異常による病態

d	# 真珠腫性中耳炎

症 状 : 滲出性中耳炎と同様（耳閉感，自声強聴，難聴）ですが，感染を伴うと耳漏・耳出血を起こします．進行すると，内耳障害の症状（耳鳴，めまい）や顔面神経麻痺などが現れることがあります．

検査所見 : 鼓膜辺縁穿孔（弛緩部あるいは緊張部後上象限）を認めるのがほとんどですが，中心穿孔から二次性に発生する場合もあります（図1）．純音聴力検査では伝音難聴を示し，内耳瘻孔が起これば混合性難聴になります（感音難聴合併）．細菌検査では，慢性中耳炎と同様に黄色ブドウ球菌，緑膿菌などが検出されます．ＣＴでは中耳の陰影と骨破壊が認められ，落屑が多く溜まるとＭＲＩ拡散強調像で高信号を示す特徴があります．

解 説 : 骨を溶かして進み，内耳や神経を壊して合併症を起こす"怖い"中耳炎です．高度になると，髄膜炎，脳膿瘍，Ｓ状静脈洞血栓症，敗血症などを起こして生命の危険も生じ得ます．真珠腫性中耳炎の進み方と合併症について図2に示します．またCT画像については「SectionⅠ」の"TOPIC 側頭骨の画像検査"（25ページ）を参照してください．

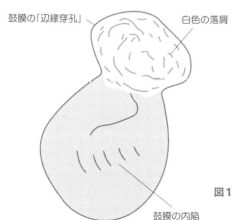

鼓膜の「辺縁穿孔」　　白色の落屑

鼓膜の内陥

図1　真珠腫性中耳炎（鼓膜弛緩部の辺縁穿孔と白い落屑）

治　療：手術による病変の摘出が必要です．鼓室形成術，乳突削開術を行います．

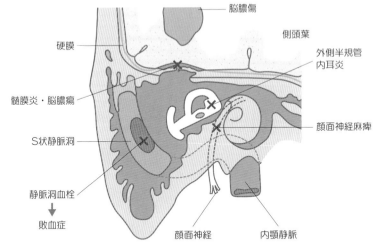

図2　真珠腫性中耳炎の進展と合併症

指導医ITO&R

 細菌の種類は慢性中耳炎と変わらないのね．

 穿孔があると菌は外耳道側から来るので，同様に黄色ブドウ球菌，緑膿菌など皮膚にいる菌になる．

 MRSAとか耐性菌の場合は進行も早いんでしょ．

 そうでもない印象だ．抗菌薬に対する耐性と病原性は関係がないというか，むしろ逆比例するかも知れない．急性乳突炎などでひどい骨破壊を起こしているのは抗菌薬がよく効く感受性菌だ．耐性菌は遺伝子の変異で攻撃兵器を撤去して防御装備に転用しているのでは，と思っちゃうくらいだ．ただし細菌学の先生に聞いてみたところ，学問的には証明されてないらしい．純粋に臨床の経験的知識だよ．

 ふーん，じゃテストの答案には書けないわね．

10 耳硬化症

症 状：徐々に進行する難聴が主です．一側から両側に進む場合があります．女性の場合は，妊娠が悪化要因となります．内耳障害を起こすと耳鳴を自覚します．

検査所見：伝音難聴ですが，進行すると混合性難聴となります．また内耳障害がなくとも2,000 Hzの骨導聴力が悪化する現象が有名で，提唱者の名を取って「Carhartのノッチ」と呼びます（図1）．ティンパノグラムはAs型を示し，アブミ骨筋反射は患側の反応が消失します（アブミ骨筋が収縮しても動かなくなるため）．側頭骨ＣＴで耳硬化症病変は骨の「脱灰像」として写ります（正常骨よりカルシウム含量が少ないため）．

解 説：側頭骨の中に「耳硬化症病変」が増殖してアブミ骨底板が固着し，伝音難聴を生じます．内耳にも進展すれば感音難聴が起こります（あわせて混合性難聴に）．「Carhartのノッチ」は内耳障害ではなく耳小骨固着そのものが原因で起こる見かけの異常なので，手術で聴力が改善すれば消失します（2,000 Hzの骨導聴力は正常になる）．人種差（白

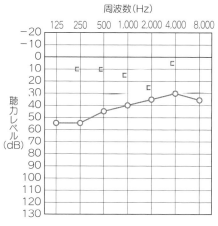

図1　Carhartのノッチ

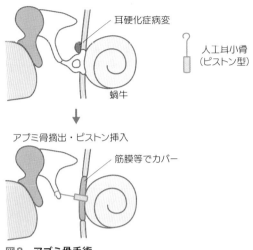

図2　アブミ骨手術

人に多い）や家族性に発症する場合があることから，遺伝的素因が疑われています．

治療 : アブミ骨を人工耳小骨（ピストン型）に置き換える「アブミ骨手術」（**図2**）を行います．ただし，この手術は内耳を開窓する必要があるために，1～2％程度の高度内耳障害（逆に聞こえが悪くなってしまう）のリスクがあります．

指導医ITO&R

高度内耳障害のリスクって，結局手術が下手ってことでしょ？

そうじゃないんだ．アブミ骨を外して人工骨に取り替える時に内耳の外リンパ腔が開放されること自体にリスクがある．だから手術でスムーズにピストンが置けて大成功と思っても，感音難聴になるかも知れない．とはいっても，大多数の患者さんは聞こえが良くなってハッピーなので，手術を避けるのも得策ではない．手術前に患者さんによく説明して理解してもらわないといけないので，気を使うところだ．

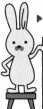
11 外傷性鼓膜穿孔

　外傷により鼓膜に裂傷を生じたもの（**図1**）で，耳小骨の転位や外リンパ瘻（86ページ参照）を伴う場合もあります．穿孔の多くは自然閉鎖しますが，鼓膜パッチ（紙など膜状のものを鼓膜に当てる）によって閉鎖を促進したり，それでも閉鎖が得られない場合には手術（鼓室形成術・鼓膜形成術）を行う場合があります．

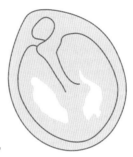

図1　外傷性鼓膜穿孔

指導医ITO&R

先月耳かき中に犬にじゃれつかれて鼓膜に穴が開いた人が入院して緊急手術してたみたいだけど……．やっぱり耳かきが一番多いのかな？

アブミ骨が外れて外リンパ瘻になって，めまい・耳鳴・感音難聴が起こった重症例だね．幸い，今ではほとんど正常に戻っているよ．確かに耳かきでつついたケースが重症になりやすいけれど，一番多いのは夫婦喧嘩とかで平手打ちが誤って耳に入った場合だ．外耳道の圧力が急上昇して鼓膜が裂けてしまう．

コントロールが悪いと夫婦の危機ね．

幸い自然治癒が多いから丸く収まるけれども，そもそも叩いちゃだめでしょ．

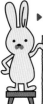

12 好酸球性中耳炎

症　状：耳閉感・難聴と，ベタベタした「ニカワ」状の耳漏が特徴です．気管支喘息や副鼻腔炎の症状を伴うことがあります．

検査所見：耳漏から好酸球が検出されます．聴力検査では伝音難聴を示しますが，進行すると混合性難聴となる場合があります（感音難聴を合併）．

解　説：アレルギーが関与する難治性の中耳炎で，多くは気管支喘息や好酸球性副鼻腔炎を合併します．中耳に好酸球浸潤を認め，「ニカワ」状の耳漏を伴います．病態としては滲出性中耳炎から，鼓膜穿孔が生じれば慢性中耳炎の形を取ります．進行すると内耳障害を合併してきます．

治　療：副腎皮質ステロイド薬，抗アレルギー薬を局所ないし全身投与しますが，完治させることは困難で，病態のコントロールを目標とします．

指導医ITO&R

滲出性中耳炎や慢性中耳炎とどこが違うのかよく分からないわ．

違う・同じというのではなく，病名をつける時のやり方が異なるだけなんだ．好酸球性中耳炎は病気の原因（アレルギー）による分類で，滲出性中耳炎・慢性中耳炎は病態（滲出液貯留，鼓膜穿孔）による分類になる．だから正確には，"好酸球性中耳炎and滲出性中耳炎"とか"好酸球性中耳炎and慢性中耳炎"と言わないといけないことになるね．

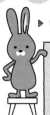
13 TOPIC ▶ 難治性の耳漏を起こす疾患

外耳炎・中耳炎に対して通常の治療を行ってもなかなか耳漏が停止しない場合には，**表1**のような疾患を疑って精査を行う必要があります．

① 結核性中耳炎

結核菌による中耳炎で，今日ではまれですがなくなったわけではありません．抗酸菌（結核菌）の検査を施行して診断します．検出された場合には，肺結核などの検索も必要となります．

② 自己免疫性中耳炎

代表的なものは血中に抗好中球細胞質抗体(anti-neutrophil cytoplasmic antibody：ANCA)が検出される中耳炎で，全身疾患であるANCA関連血管炎の局所症状として現れ，難治性です．進行すると内耳・蝸牛神経障害を起こし高度感音難聴をきたします．多臓器疾患（肺・腎など）なので，アレルギー内科などとも連携して治療を行う必要があります．

表1 難治性の耳漏を起こす主な疾患

- 結核性中耳炎
- 好酸球性中耳炎➡該当項目参照（74ページ）
- 自己免疫性中耳炎（主にANCA関連）
- 外耳道癌（中耳炎に合併することもある）➡該当項目参照（55ページ）
- 悪性外耳道炎➡該当項目参照（53ページ）

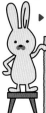

14 先天性中耳奇形・先天性真珠腫

　先天的な発生の異常により，生まれつき耳小骨の一部が欠損したり，固着して伝音難聴をきたしている場合があり，その程度は様々です．固着の場合にはアブミ骨に問題があることが多く，耳硬化症と似た病態・検査所見を呈します．中耳に先天性に真珠腫が存在することもあり(図1)，徐々に大きくなって周囲の骨を破壊していきます．治療は手術によるもので，中耳炎・耳硬化症に準じて鼓室形成術，アブミ骨手術などを施行します．

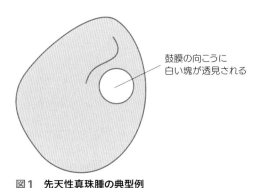

鼓膜の向こうに
白い塊が透見される

図1　先天性真珠腫の典型例

指導医ITO&R

 聞こえが良くなるなら早く手術した方がよいわね．

ところが近年の人権意識の高まりから，そうでもなくなってきた．補聴器の効果もあるので，本人の希望がしっかりしてくる小学校高学年まで待つこともある．親が勝手に決められる時代ではないんだよ．

主に感音難聴（内耳・神経）を起こす病気

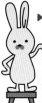

1 薬剤性難聴

症　状：薬物を使用中（または使用後）に耳鳴や難聴を自覚します．

検査所見：聴力検査で感音難聴を示します．多くは両側性で，高音部から悪化し，進行すると全ての周波数に広がります．

解　説：治療等に用いる薬の副作用によって感音難聴が生じる病態です．代表的な薬剤を**表1**に示します．（註：本書では「薬剤」と「薬物」の区別をあえて厳密にせずに用います．）
多くの場合，徐々に進行しますが，急に悪化する場合があります（ミトコンドリア遺伝子異常がある場合のアミノグリコシド系薬剤など[1]）．

治　療：原因となる薬剤を中止するのが基本です．ループ利尿薬による難聴は薬剤中止により回復することが多いと言われています．しかしながら他は改善が難しく，特にアミノグリコシド系抗菌薬では中止後も悪化を続けることがあります．

表1　感音難聴を生じる薬剤

薬剤の種類	例
アミノグリコシド系抗菌薬	ストレプトマイシン，カナマイシン，ゲンタマイシン
抗癌剤（白金製剤）	シスプラチン
ループ利尿薬	フロセミド，エタクリン酸

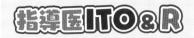 ITO先生 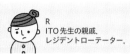 R ITO先生の親戚. レジデントローテーター.

 何で薬をやめたのに進行しちゃうの？

アポトーシスという細胞が死ぬ過程があって，その最初の引き金を引いてしまうと止まらなくなるらしいんだ．

 そのアポ何とかというのを薬で止めればいいんじゃないの？

いろいろ研究されているけれども，残念ながらまだ決定的な薬は開発されてない．

 薬剤を中止って簡単に言うけれど，他に効く薬がなかったらどうするの？

その場合は患者さんと相談して治療を取るか聴力を取るかを決める必要が出てくる．今では他にも良い治療薬が開発されているので，幸い，そういうことはまれになった．

文献

1) 山岨達也：ミトコンドリア遺伝子異常と内耳性難聴．〔宿題報告〕細胞機能からみた内耳性難聴の病態とその治療．pp 42-47, 学術社，東京，2017.

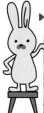

2 音響による難聴
（音響外傷・急性音響性難聴・騒音性難聴）

　大きな音を聞くことによって起こる感音難聴で，**表1**のように分類されます．

▶ 急性

① 音響外傷・急性音響性難聴

症　状：強大音に短時間さらされて起こる難聴・耳鳴．

検査所見：感音難聴ですが，一側のみの場合，両側の場合ともにあります．聴力悪化のパターンは曝露した音の周波数にも関係するので，決まったものはありません．

解　説：短時間の大音響が内耳を傷害して起こります．爆発音のような極めて大きな音に一瞬さらされた場合に「音響外傷」，ロックコンサートなどの大きな音響にある程度の時間さらされた場合に「急性音響性難聴」として区別されます．

治　療：急性感音難聴の治療に準じます（94ページ参照）．

▶ 慢性

① 騒音性難聴

症　状：大きな音響に長期間・断続的にさらされて起こる感音難聴・耳鳴．

検査所見：両側の感音難聴です．初期は4,000Hzだけが悪いdip型（c^5dip）ですが，高音部全体に広がり（高音急墜型），さらに進行すると全周波数の難聴となります（**図1**）．

解　説：工場や工事現場などの騒音に長い年月にわたってさらされると内耳が徐々に傷害を受けます．鍛冶職人など一瞬の強大音が反復する環境にある場合にも起こり得ます．

治　療：慢性的に悪化した聴力を改善する方法はありません．予防措置として騒音を避ける，耳栓を使用するなどがあります．騒音のある職場では定期的な聴力検査によるチェックが重要です．

表1　音響による難聴の分類

130dB（A）

発症に必要な音量（目安）	急性	1. 音響外傷	爆発のような極めて強大な音を一瞬聞いただけで起こるもの
		2. 急性音響性難聴	ロックコンサートなどで強大な音にしばらくさらされたあとに起こるもの
	慢性	3. 騒音性難聴	工場などで大きな音に長期間さらされたことによって起こるもの

85dB（A）

註：1 ⇒ 3の順に発症に必要な音量は小さくなる．騒音計のレベルで1は130dB（A）以上，3は85dB（A）以上が目安である．

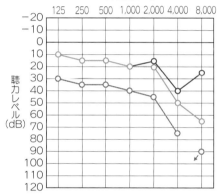

図1　騒音性難聴におけるオージオグラム上の進行パターン（右耳）

c^5dip ⇒ 高音急墜型 ⇒ 全周波数
（黒線 ⇒ 灰色線 ⇒ 赤線）

指導医ITO&R

急性のやつが2種類あるけど，違う病気なの？

聞きたくもないのに不意に爆発音がしたような場合を音響外傷，チケットを買ってパンクロックを聴きに行ったような場合を急性音響性難聴と分類している．前者の方が音としてもより強大なことが多いけれども，病態としてはほぼ同様と考えていい．個人差が大きいのも特徴で，ひどい難聴になった人の隣で聞いていた人は何ともなかったりする．遺伝的な素因ではないかと思われるけれども，理由はまだ分かっていない．

私もロックは好きだから注意しなくちゃだわ．ところで何で4,000Hzが先にやられるの？ それからc⁵ってどういう意味なの？

c⁵は音階の"ド"の音で4,000Hz付近のオクターブのものを示す記号だ．ややこしいけれど，大文字のCは周波数が異なるのでcは小文字にしないといけない．昔は音階周波数の音叉で大体の聴力を調べていた名残だ．この周波数が最初に悪化する理由は動物の研究から仮説が出ているが，確定はしていない．

もっともらしいけど，結局分からないんじゃないの．でも騒音性難聴の方は私には関係ないわ．

そうでもないんだ．君は電車やバスの中で音楽を聴いているだろう．そういう所では騒音が80dB（A）ぐらいはあって，これが「マスキング音」として働いて，同じくらいの大きさの音楽をかき消してしまうんだ．従って音楽の音量はそれ以上にしないと聞こえないので，実際にはかなりの大音量に曝露されているんだ．ボクは患者さんに通勤・通学で音楽を聴くのはやめてもらうよう言っているよ．

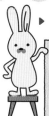

3 病原体の感染による感音難聴

症状・検査所見・治療：顕性・不顕性の感染症に伴って感音難聴を生じますが，一側性・両側性のもの，進行性のもの，治療法があるもの・ないものなど疾患により様々であり，特徴的な点を解説で述べます．

解　説：ウイルス・細菌等の病原体が感染することによって生じる感音難聴で，主に内耳の障害が起こります．後天性のもの・先天性のものがあり，**表1**に例を示します．

▶ 後天性

① ムンプス（流行性耳下腺炎）ウイルス感染症

　ムンプスウイルスは，流行性耳下腺炎に加えて感音難聴を起こすことがあります．通常一側性ですが，高度難聴となり治療は無効のことが多いとされます．ワクチンで予防が可能です．

② Ramsay-Hunt（ハント）症候群

　水痘・帯状疱疹（ヘルペス）ウイルスの再活性化に起因するもので，一側性に起こります．外耳の疱疹（ヘルペス）・顔面神経麻痺（重症例が多い）・蝸牛前庭症状（難聴・耳鳴・めまい）の3徴を認めます．抗ウイルス薬・副腎皮質ステロイド薬等を使用しますが，他の原因による顔面神経麻痺疾患に比べて治りにくい傾向があります．

表1　感染による感音難聴の例

後天性	先天性
● ムンプス（流行性耳下腺炎）ウイルス感染症 ● Ramsay-Hunt（ハント）症候群 ● 内耳梅毒（後天性感染） ● 細菌性内耳炎	● 先天性サイトメガロウイルス感染症 ● 先天性風疹症候群 ● 先天性梅毒

③ 内耳梅毒（後天性感染）

梅毒第2期・第3期に発症することがあり，両側の進行性感音難聴を呈します．原病の治療を行います．

④ 細菌性内耳炎

急性中耳炎・真珠腫性中耳炎などから感染が内耳に至ると感音難聴をきたします．原病の治療と同時に副腎皮質ステロイド薬等を使用します．

▶ 先天性

妊婦が感染し，母胎内で胎児に病原体が移行して起こります．

① 先天性サイトメガロウイルス感染症

両側進行性感音難聴で，小頭症・てんかんなどを合併することがあります．

② 先天性風疹症候群

両側性感音難聴・先天性心疾患・白内障などを起こします．妊娠前のワクチン接種で予防可能です．

③ 先天性梅毒

両側性感音難聴・実質性角膜炎・特徴的な歯の変形（Hutchinson歯牙）が3徴です．

指導医ITO&R

ワクチンで予防できるものもあるのね.

その通り. 医学界では, ワクチン接種はそれによる予防効果が副作用によるトラブルを上回るので推奨されているけれども, 皆が打っているかというと, そういうわけでもないようだ. もちろんムンプスワクチン・風疹ワクチンとも難聴以外の合併症の予防にもなる.

私は2つとも打ってるわよ.

打つ・打たないは個人の自由になるけれども, ムンプスと違って風疹は赤ちゃんにうつすリスクもあるので, 打とうかどうしようかと相談されたら是非打つべきだとボクは答えているよ.

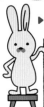

4 外傷による感音難聴

症状・検査所見・治療：外傷に続発する感音難聴・耳鳴が主で，めまい・平衡障害を合併することがあります．また中耳の損傷を伴えば伝音難聴を合併します．特徴的な点を解説で述べます．

解　説：外力によって主に内耳に損傷が起こることによる感音難聴です．**表1**に例を示します．

① 側頭骨骨折

　頭部への強い外力による側頭骨の骨折です．骨折線により縦骨折・横骨折に分類されます（**図1**）．

　内耳障害（感音難聴・耳鳴・めまい）や顔面神経麻痺を起こすだけでなく，耳小骨連鎖が離断したり血液が外耳・中耳に溜まると伝音難聴も生じます．縦骨折は伝音難聴を，横骨折は感音難聴を起こしやすいとされます．

　頭蓋骨（側頭骨）のCTで診断が確定します．頭蓋内の出血等を伴い意識障害があることも多く，まず救命処置を行います．内耳障害等に対しては保存的治療が主になりますが，髄液漏・外リンパ瘻・顔面神経麻痺に対して緊急手術を行うこともあります．また，耳小骨連鎖離断等による伝音難聴が残存した場合には待機的に聴力改善手術を行います．

② 外リンパ瘻

　内耳と中耳の間に瘻孔（穴）ができて，内耳の外リンパが漏れてしまう病態です．

　原因としては圧外傷（気圧・脳圧の急激な変化）が多く，瘻孔は蝸牛窓（正円窓）・前庭窓（卵円窓）に生じることがほとんどです（**図2**）．耳かき外傷などで鼓膜・耳小骨に外力が加わって起こる場合もあります．主な症状は内耳障害（感音難聴・耳鳴・めまい）で，「ポンという音（pop音）がしてから症状が出始めた」「水の流れるような音がする」というようなエピソードも時に認めます．

　特徴的な検査所見としては瘻孔症状（外耳道を加圧・減圧するとめまいが生じ

表1　外傷による感音難聴の例

- 側頭骨骨折（縦骨折・横骨折）
  伝音難聴を起こす場合もあり
- 外リンパ瘻
  内耳と中耳の隔壁が破壊され外リンパが漏出
- 内耳振盪症
  器質的な傷害がない場合

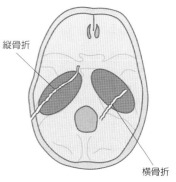

図1　側頭骨骨折（縦骨折・横骨折）
側頭骨を上から見たもので，錐体部に平行に骨折したものを縦骨折，垂直に骨折したものを横骨折と呼ぶ．

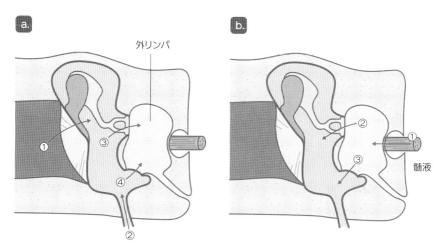

図2　外リンパ瘻の病態

a．気圧変化によるもの
①外耳道内圧，②耳管からの中耳内圧の変化，③前庭窓に瘻孔形成，④蝸牛窓に瘻孔形成
b．髄液圧変化によるもの
①髄液圧上昇が外リンパ圧に影響，②前庭窓に瘻孔形成，③蝸牛窓に瘻孔形成

る）やCTで内耳に気泡が認められることがありますが，これらがないからといって外リンパ瘻を否定することはできません．まず保存的治療により瘻孔の自然閉

鎖を待ちますが，進行する場合や治療効果が乏しい場合には手術で瘻孔を閉鎖することもあります．

③ 内耳振盪症

　頭部打撲等で外力が内耳に加わって機能障害を起こすものの，器質的な損傷を起こすほどではないと考えられる場合です．めまいや軽度の感音難聴が主で，多くは自然寛解します．

　安静や内耳障害に対する投薬などの保存的治療を行います．

指導医ITO&R

縦骨折の方が危なくないのね．

どちらも最初は意識不明のことが多いので，内耳障害を元に危ない・危なくないというレベルではないよ．また骨折線がはっきりと2つに分けられるわけでもなくて，中間型も多いし，2本以上あることもまれでない．ボクの経験では，原因はバイク事故が多い印象がある．だから学生講義ではヘルメットを被らないのは問題外として，そもそもバイクに乗らないように勧めているよ．

外リンパ瘻かどうか分からないと困るわね．内耳振盪症なら自然に治るから手術されたくないし……

世界に誇るべきことに，外リンパ瘻の直接的証拠は日本で見つかったんだ[1]．CTP（Cochlin-tomoprotein）という物質を検出すればほぼ間違いないんだけれども，漏れているのが鼓膜のさらに奥で，また出血と違って外リンパが漏れる量はごくごく少量なのでなかなか難しい．現在研究が進行中なので乞うご期待だよ．

文献

1) Ikezono T, et al：Cochlin-tomoprotein：a novel perilymph-specific protein and a potential marker for the diagnosis of perilymphatic fistula. Audiol Neurootol 14：338-344, 2009.

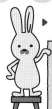

5 メニエール病（低音障害型感音難聴）

症　状：反復する回転性めまい発作に伴って難聴・耳鳴（ジー，などの低音のものが典型的）・耳閉感が増悪・寛解します．めまいがなく聴覚症状のみを反復する場合もあり，この場合は「低音障害型感音難聴」という病名になります．一側性が多いものの，両側に起こる場合もあります．

検査所見：低音部を主とする感音難聴で，悪化・改善を反復するのが特徴です（**図1**）．

解　説：メニエール病はめまい疾患の中でも頻度の高いもので，内耳の内リンパ水腫（内リンパが貯留し，内リンパの領域すなわち膜迷路が膨張する：**図2**）を病因とします．前庭症状（めまい）・蝸牛症状（感音難聴・耳鳴）ともに変動（増悪・寛解）することが最大の特徴です．

治　療：浸透圧利尿薬の投与・塩分制限などが有効とされます．

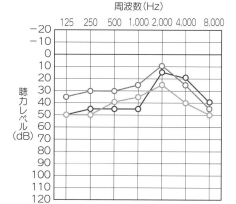

図1　聴力変動の例（実例を元に改変）

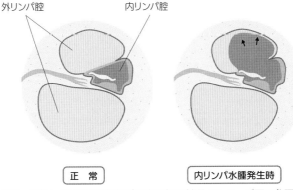

外リンパ腔 　　　　　　　　内リンパ腔

| 正　常 | | 内リンパ水腫発生時 |

図2　内リンパ水腫の模式図（蝸牛回転の断面，16ページ図6参照）

指導医ITO&R

メニエール病はめまいで一番有名な病気よね．うちのおばさんもこれだと言われたようだけど，もう何年も治らないみたい．先生治してよ．

慢性的な経過をとるので，治すというより成人病のように"付き合っていく"タイプの病気と言える．難聴も最初は片側だけれども，3割くらいは両側になるとされている．ただし長い経過では症状が変化して，年を取るとめまい発作は起こしにくくなってくる．

それって，治ったんじゃないの？

前庭障害が悪いまま変動しなくなると発作を起こさなくなるだけで，その証拠に感音難聴も改善しにくくなる．でも苦しい回転性めまい発作がなくなるのは，患者さんにとって悪いことではないよ．

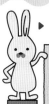

6 聴神経腫瘍

症 状：徐々に進行する難聴・耳鳴で，通常一側性です．急性感音難聴を起こすこともあります．ふらつきを訴える場合もありますが，強い回転性めまい発作はまれです．

検査所見：感音難聴でいろいろな聴力型（パターン）を示しますが，他の原因によるものと比べると「谷型」のパターンが多いと言われています．典型例では語音明瞭度低下など，後迷路性難聴を示唆する検査結果を示します．また温度刺激検査（カロリックテスト：外耳道に水を注入して外側半規管を刺激する検査）で前庭機能の低下があり，聴性脳幹反応（auditory brainstem response：ABR）も異常を示します．画像検査（MRI）で確定診断を行います．

解 説：聴神経（第8脳神経）に発生する良性腫瘍（図1）で，蝸牛神経よりも前庭神経から発生することが多いと言われています．病理組織は神経鞘腫が主です．

治 療：手術による根治的摘出の他に，放射線照射による治療（根治的ではなく，病変の縮小や増大抑制を狙ったもの）があります．また，腫瘍は良性で増大速度も遅いことが分かっているので，サイズが小さいものや高齢の症例では経過観察も選択肢となります．

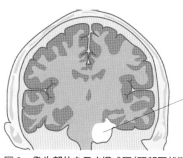

腫瘍が発生する部位

図1 発生部位を示す模式図（頭部冠状断面）

指導医 ITO & R

 感音難聴は内耳がやられて起こるのが一番多いようだけれど，これは神経に病変ができるのね．治療は耳鼻科でできるの？

 いわゆる"境界領域"だけれども，むしろ脳に近いので脳神経外科が担当する病院が多いよ．まだ小さいものを見つけると脳外科の先生に感心してもらえて鼻が高い．

 神経より中枢の脳に問題が起こっても難聴になってよさそうだけれど，そういうのはないのかな？

 もちろんある．脳における聴覚の経路に梗塞などの病変ができて生じたものを"中枢性難聴"と呼んでいて，一般的な後迷路性難聴の特徴の上に，言語理解・音の認識など高次の問題も合併する．

 それなら，何でその項目がこの本にないの？

 聴覚経路のみに梗塞が起こって他が大丈夫ということがまずないので，高次脳機能障害や失語症などもっと目立つ症状が表に出てしまい，難聴が目立たなくなったり，そもそも難聴の検査ができなかったりするという事情があるんだ．

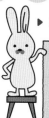

7 原因不明の感音難聴

感音難聴として特徴的な経過をとる重要な疾患には未だ原因が不明なものがあり，有効な治療法も確立されていません（**表1**）．

表1　原因不明である重要な感音難聴疾患

- 突発性難聴（94ページ）➡急性発症の感音難聴

- 特発性両側性感音難聴（96ページ）➡徐々に進行する両側の感音難聴

- 加齢性難聴（老人性難聴）（97ページ）➡高齢者における進行性の両側性感音難聴

7. 原因不明の感音難聴

a 突発性難聴

症　状：突然発症する感音難聴で，通常一側性で中等度以上の難聴となります．耳鳴・めまいを伴う場合があります．

検査所見：感音難聴を示し，聴力型は様々ですが，高音の方がより侵されやすい傾向があります．

解　説：原因不明の急性感音難聴の総称です．原因検索をして**表1**のような疾患を除外したあとに診断が確定します．想定される原因としては，有力な2説があります．

1)ウイルス説：ウイルス(種類は不明)が内耳・内耳神経に感染．

2)循環障害説：内耳に血流を供給する動脈が詰まり，梗塞が起こる．

また，診断まで至らなかった外リンパ瘻の可能性も指摘されています．

予後について**表2**にまとめます．

治　療：急性感音難聴一般の治療法を**表3**にまとめます．治療法のエビデンスについては文献[1]に詳しく書かれています．残念ながらエビデンスレベルの高い決定的な治療法が見つかっていないのが実情です．

表1　原因が突き止められる急性感音難聴の例

- ムンプス難聴(83ページ参照)
- Ramsay-Hunt(ハント)症候群(83ページ参照)
- 外リンパ瘻(86ページ参照)
- メニエール病(89ページ参照)
- 聴神経腫瘍(91ページ参照)
- 音響外傷・急性音響性難聴(80ページ参照)

表2　予後(治療法にかかわらず)

- 大まかに言って，治癒・改善・不変がそれぞれ1/3ずつ
- 難聴が高度であればあるほど治りにくい
- めまいを伴うと治りにくい
- 低音障害型は治りやすい
- 治療開始が発症後1週以内の場合に予後が良い(治りやすい)とする報告が多い
- 高齢者は治りにくい
- 両側発症の場合は治りにくい

表3　急性感音難聴の治療法の例

- 副腎皮質ステロイド薬の全身投与（内服・点滴）
- 副腎皮質ステロイド薬の局所投与
- ビタミン投与（B$_{12}$ など）
- 代謝賦活薬投与（ATP など）
- 内耳血流改善を目的とした薬物投与（低分子デキストラン，プロスタグランディンなど）
- 星状神経節ブロック
- 高気圧酸素療法
- 安静（入院，病気休暇など）

指導医ITO&R

突発性難聴って有名な病気なのに，原因は分かっていないの？

考え方が真逆だよ．この診断名は積極的につけられるものではなくて，急性の感音難聴の患者さんで原因が見つけられない時はとりあえず"突発性難聴"と呼んでおきましょう，っていうことなんだ．ところが急性感音難聴は，いくら調べても原因が分からないことの方が多いから病名としては有名になるわけだ．学問的ではなく現実に即した診断名で，将来検査法が進歩したら消滅すべきものだね．

それじゃあ病名なんてつけなければいいじゃない．

UFOみたいなものさ．"未確認飛行物体"と言ってるけど，みんなほんとは"宇宙人の乗り物"だと思っているだろう．

変なたとえだけど分かったような気になるかも……．でも原因不明なんて，情けないわね！

内耳は側頭骨の奥深くにあって直接調べることができないので致し方ない面もあるよ．患者さんの側頭骨を取り出していいならきっと原因は分かるけれども，そんなことをしたら全く聞こえなくなるだけでなくて，めまい・平衡障害・顔面神経麻痺も起こって大変だ．

文献

1）日本聴覚医学会 編：急性感音難聴診療の手引き 2018 年版．金原出版，東京，2018．

7. 原因不明の感音難聴

b 特発性両側性感音難聴

| 症　状 |：両側の難聴・耳鳴が進行します．

| 検査所見 |：両側高音漸傾型感音難聴を示します．進行の速度は様々ですが，最終的には高度難聴となることが多いとされます．

| 解　説 |：両側性・進行性の感音難聴で原因が不明のものです．小児期から中年期におけるケースを本疾患に分類し，高齢者の加齢性難聴は含みません．自己免疫等の関与が疑われています．

| 治　療 |：有効な治療法はありません．

指導医ITO&R

またまた原因不明で，進歩がないのね！

そうでもない．以前この疾患に分類されていた症例の中に遺伝子異常を認めるものが見つかってきて，"若年発症型両側性感音難聴"という新しい疾患となって分離したんだ[1]．今後の研究にも"乞うご期待"だよ．

| 文献 |

1) 日本聴覚医学会 編：若年発症型両側性感音難聴．遺伝性難聴の診療の手引き 2016年版，pp32-34，金原出版，東京，2016.

7. 原因不明の感音難聴

c 加齢性難聴（老人性難聴）

症状：加齢に伴い両耳の難聴・耳鳴を自覚し徐々に悪化します．

検査所見：両側の高音部の感音難聴（高音急墜型・高音漸傾型）で，進行するとより低音部の聴力も悪化してきます．語音明瞭度は初めのうちは比較的保たれますが，純音聴力の悪化にやや遅れて悪くなることが多いとされます．図1[1]に平均的な聴力悪化パターンを示します．

解説：加齢によって聴覚器が壊れていくのは明らかにされており，これによって起こると考えられる感音難聴につけられる病名です．直接的な原因（どのような毒性物質が生じるかなど）は分かっていません．診断基準はなく，①高齢者に発症，②原因が不明，③両側高音漸傾型の聴力像，等の特徴から診断をつけます．ただし個人差が大きい（同じ年齢でも聴力が全く悪くならない人もいる）特徴があります．

治療：ありません．補聴器等により聴覚補償（聞こえをアシストする）を行います．

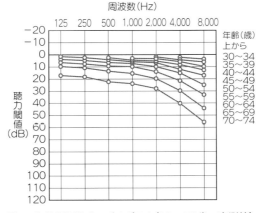

図1 年齢別平均オージオグラム（30〜74歳，実測値） （文献1より）

文献

1）立木 孝，他：加齢による聴力悪化の計算式．Audiology Japan 46：235-240, 2003.

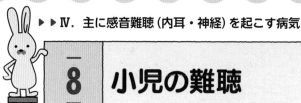

8 小児の難聴

聴力正常児は通常自然に言語を獲得しますが，難聴児は早期に発見して聴覚補償（補聴器，人工内耳等）を行わないと言語発達が遅れます．特に先天性難聴児は1,000人に1人強の頻度で発生する[1]とされており，「ごくまれ」なものではありません．このため，生後すぐに難聴の有無を調べる「新生児聴覚スクリーニング」が行われるようになっています．以下に，先天性・後天性に分けて解説します．

① 先天性難聴

遺伝性（家族性）難聴は遺伝子異常によるもので，近年診断技術が進んできました．最も多いのが *GJB2* 遺伝子変異です．病原体の感染によるものとして，先天性サイトメガロウイルス感染症・先天性風疹症候群・先天性梅毒（84ページ参照）などがあります．他には内耳先天奇形や周産期の異常（低出生体重，新生児仮死など）が原因となります．

② 後天性難聴

ムンプス（流行性耳下腺炎）ウイルス感染症・細菌性内耳炎（83・84ページ参照）などがあります．特に内耳炎は小児で見られる「細菌性髄膜炎」に続発することがあり，その一部が高度難聴を起こします．

小児には0.1～0.2％の割合で一側の高度感音難聴が認められることが知られており[2]，「小児一側聾」などと呼ばれています．いつ発症したのか定かでないため，その原因について以前はムンプス難聴説が有力でしたが，近年の検討で，多くが内耳道の先天奇形であることが分かってきました[3]．

指導医ITO&R

聞こえが悪いだけで，他の障害が全然なくても言葉が遅れるの？

その通り．だから赤ちゃんの時に見つけてしまって，1歳になる前には程度に応じて対処を始める体制が全国的に整ってきている．子どもの時の聞こえは大変重要な役割を持っているからなんだ．

片耳が聞こえないだけでも困るの？

両耳聴については，本書22ページにあるような問題が起こるけれども気付かれないことも多い．早めに診断して学校などでは教室で前の方に座るような配慮をしたり，聞こえる側の耳を大事にするように指導するんだ．

文献

1) Bussé AML, et al：Prevalence of permanent neonatal hearing impairment: systematic review and Bayesian meta-analysis. Int J Audiol 59：475-485, 2020.

2) ITO K：Can unilateral hearing loss be a handicap in learning? Arch Otolaryngol Head Neck Surg 124：1389-1390, 1998.

3) ITO K, et al：Isolated cochlear nerve hypoplasia with various internal auditory meatus deformities in children. Ann Otol Rhinol Laryngol 116：520-524, 2007.

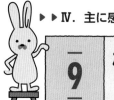

9 機能性難聴
（心因性難聴・詐聴<ruby>詐<rt>さ</rt></ruby><ruby>聴<rt>ちょう</rt></ruby>）

　実際には聞こえているのに純音聴力検査を行うと難聴がある結果となるもので，**表1**のように分類されます.

症　状：通常聞こえが悪いという訴えがありますが，小児の場合，難聴の自覚症状がないこともあります（学校健診の聴力検査で初めて異常が見つかるような場合）. 一側の場合も両側の場合もあり，急に起こったと訴えることもあります. しかしながら（口が読めないように）マスクをして小さい声で話しかけても普通に会話ができる，高度の難聴なのに日常生活に困らないなど，説明がつかない現象が認められます.

検査所見：純音聴力検査で難聴を示します. 一側・両側ともあり，中等度以上の水平型感音難聴が多いとされています.

解　説：聴覚系（伝音・感音・中枢）に「器質的な」異常を認めないのに純音聴力検査を行うと難聴のデータとなるもので，心因性難聴はメンタルヘルスに関連する病態，詐聴は病態ではなく意図的なものと区別されます. **表1**のような原因で起こるとされており，心因性難聴では本人の自覚（わざと悪い結果を出しているという）もありません. 以下のような検査を追加して判断しますが，本人の意思・反応に影響されない他覚的聴力検査（OAE，ABR，ASSR）が重要です. **図1**に典型例を示します.

・語音聴力検査では良い結果となったり，自記オージオメトリーを行うとJerger Ⅴ型を示す場合があります. ただし，決め手にはなりません.

表1　機能性難聴の分類

1. 心因性難聴	ストレス等によってひき起こされると考えられているもので若年女子に多い.
2. 詐聴<ruby>詐<rt>さ</rt></ruby><ruby>聴<rt>ちょう</rt></ruby>	何らかの利得（例えば事故の賠償金など）を手に入れるために「難聴のふり」をしていると考えられるもの.

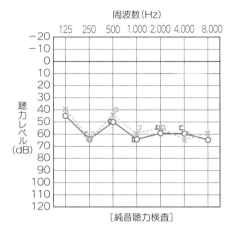

［純音聴力検査］

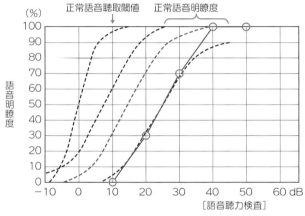

［語音聴力検査］

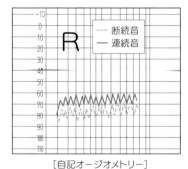

［自記オージオメトリー］

図1　他覚的聴力検査の典型例

純音聴力検査では両側中等度感音難聴の結果となりますが，語音聴力検査は正常下限（正常あるいはごく軽度の難聴に相当），自記オージオメトリーでは Jerger V 型（断続音より連続音の聴き取りが良いという，生理的にはあり得ないパターン）を示します．

・OAE（40ページ参照）で良好な反応を示します．ただし内耳機能が良好なことが示されるだけなので，こちらも決め手とはなりません．

・ABR（38ページ参照）やASSR（38ページ参照）で聴力が良好であることを示すのが決め手となります．

治療：聴力改善目的の治療は不要です．検査結果をしっかり説明して理解を得ます．心因性が疑われる場合にはカウンセリングを勧めます．小児の場合には学校でのいじめなどが判明することがあり，その場合には対処を求めます．

指導医ITO&R

器質的って何？

ざっくり言うと"物理的・物質的"に近い．実際病変があって細胞が死んでしまっているということだね．一方，調べてもそういった病変がないのに具合が悪いのを"機能的"と称する．

そう言えば，昔ニュースでこんな騒ぎがあったような……

詐聴に関しては，以前ゴーストライターが名乗り出てマスコミをにぎわせた音楽家がこれを疑われて問題となり，身体障害認定のプロセスも改定された．ただし心因性難聴・詐聴の診断確定は難しい．実際にはどちらにも当てはめられない場合だって多いんだ．

聴力は正常なんだから，ABRとかで診断自体は簡単よね．

ところがそうでもないんだ．ある程度の難聴が実際にあるんだけれども，検査ではそれを誇張するような悪い結果を出すことがあって，こういう場合，かなり難渋する．身体障害の等級認定にもかかわるので，医者としてはいい加減な結果は出せないからこっちもかなりのストレスだよ．

先生まで心因性難聴にならないように注意してね！

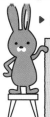

10 TOPIC ▶ 感音難聴の聴力型と疾患

　純音聴力検査の項（30ページ）で紹介したオージオグラムでの聴力型は，感音難聴ではある程度疾患との関連があります．また，感音難聴が一側性か，両側対称性かにも関連します．

1 一側性

1）低音部の障害
メニエール病・低音障害型感音難聴（内リンパ水腫）：初期は急性発症し，回転性めまいを伴うことがあります．難聴，めまいともに変動性で寛解・増悪を繰り返します．慢性期になると聴力変動は少なくなり，高音部の障害も起こります．

2）高音部の障害
音響外傷：重低音が主となるロックコンサートなどでは高音部以外が障害される場合もありますが，通常は高音部の障害の方が目立ちます．

急性感音難聴：ムンプス難聴，Ramsay-Hunt（ハント）症候群など原因が明らかなもの，原因不明の「突発性難聴」ともに低音部より高音部の方が障害されやすい傾向があります．レベルは聾に近いものまで多彩です．

3）谷型
聴神経腫瘍：本疾患が必ず谷型聴力となるわけではありませんが，谷型感音難聴自体がまれであり，聴神経腫瘍を疑う材料となります．

4）dip型
騒音性難聴（初期）：4,000Hzのdip型（c^5dip）を呈します．

2 両側性（1の両側例以外）

▶ **高音部の障害** ※感音難聴において最も多いパターン

薬剤性難聴：両側高音部に始まり全周波数に広がっていきます．

騒音性難聴：同様です．

加齢性（老人性）難聴：同様です．

特発性両側性感音難聴：高音漸傾型が多く見られます．

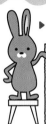
11 TOPIC ▶ 聴覚補償

聴力が悪化する疾患では，もちろん治療によって改善するのが一番ですが，実際には難しい場合もあり，器械による聴覚の補助（聴覚補償）が必要となります．補聴器の使用が一般的です．高度感音難聴では補聴器の効果が期待できないため，内耳を直接刺激するデバイス（人工内耳）を側頭骨内に埋め込む手術を行うことがあります．

1 補聴器

形態によって3つに分類されます（図1）．
箱型（ポケット型）：最も古い形です．
耳掛け型：現在のスタンダードです．
耳穴型（挿耳型）：オーダーメイドで各人の耳の穴の形に合わせて作製します．
　音を増幅する能力としては，サイズの大きなもの（箱型＞耳掛け型＞耳穴型）が有利です．現在では耳掛け型でも高度難聴に対応できるようになっており，またほとんどがデジタル補聴器（小型コンピュータを内蔵）で，プログラム処理によ

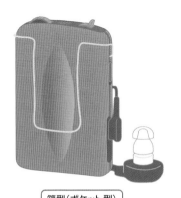
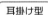
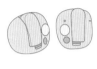

箱型（ポケット型）　　　耳掛け型　　　耳穴型（挿耳型）

図1　補聴器

り，次のような機能を実現しています．

ハウリング防止：ハウリングはスピーカーから出た音がマイクに入って増幅されることが繰り返され，不快で大きな雑音が出る現象です．学校の朝礼や教室などでも時々起こります．コンピュータがこれを察知すると出力音量を自動的に下げて防止します．

ノンリニア増幅：内耳障害による感音難聴では，補充現象が起こるために小さい音は聞こえないものの，音が大きくなると急にうるさく感じて不快です．ノンリニア増幅は小さい音は大きく，大きな音は小さめに増幅する機能で，これを防ぎます．

雑音抑制：音声信号に混じった雑音だけを，プログラムにより小さくして聴き取りやすくします．

指向性調節：音の取り入れに方向性を持たせます．例えば前からの音は大きく取り入れ，横からの音はあまり取り入れないようにすると，脇からの雑音が減って対面している人との会話がしやすくなります．

② 人工内耳

高度感音難聴者の蝸牛に電極を挿入し，蝸牛神経を直接電気刺激することにより聴覚を得る器械（デバイス）です．使用するためには手術（人工内耳埋め込み術）が必要です（**図2**）．

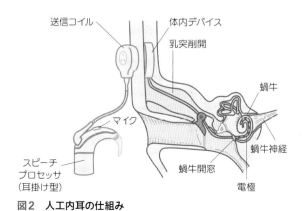

図2　人工内耳の仕組み

指導医ITO&R

こんなに進んだ器械があるなら私も人工内耳入れてみようかしら．お値段は張るみたいだけど……

ところがダメなんだ.

病気じゃないから保険診療じゃあ無理でしょうけど……

そうじゃなくて，聞こえが正常な人に人工内耳は無効なんだ．どういうわけか，電気による聴覚は感音難聴にならないと感じられないようだ．研究結果も出ている [1]．それに人工内耳からの音声は人工的・機械的で，ロボットの声みたいに聞こえるという人も多い．使えるうちは補聴器の音質の方が自然なんだよ．

文献

1) 高井禎成，他：鼓膜上銀ボール電極による正常聴力者の電気的聴覚反応―Electro-audiometerを用いて．Otol Jpn 8：83-86, 1998.

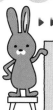

12 TOPIC ▶ わずらわしい症状

A 耳 鳴

　実際には出ていない音が聞こえたように感じる症状です．隣にいる聴力正常な人には聞き取ることができません．内耳（場合により聴神経）・中耳の疾患と関連します．自覚的なものと他覚的（他人にも聞き取る方法がある）なものに分類されます．

1 自覚的耳鳴

　どんな方法をとっても本人以外には聞こえないものです．さらに，連続性と拍動性に分類されます．

1）連続性耳鳴

　同じ音が持続的に聞こえます．音の種類は様々で，「キーン」「ピー」など高い音，「ブー」など低い音，「ザー」「シャー」など雑音様のものなどで，いくつかの音が混じる場合もあります．内耳・神経・脳の問題が疑われます．

2）拍動性耳鳴

　「ザーザー」「ドンドン」などの音が繰り返し聞こえるもので，脈拍などと一致する場合もあります．中耳や神経の血管の病変，血流が多い病変が疑われます．

2 他覚的耳鳴

　特殊な方法（器具）で，検査する人も聞くことができるものです．筋肉の痙攣などの病態が疑われます．

　実際には自覚的・連続性の耳鳴がほとんどで，診断は本書の各疾患に準じます．治療も判明した疾患に対して行いますが，最も多い感音難聴による連続性耳

鳴は完治が難しく，様々な対症療法（薬物療法・音響療法・心理療法など）が行われます[1]．

B 耳閉感

　耳の中に何か詰まっているような，ふさがっているような感覚がある症状で，外耳から脳までの幅広い疾患で起こります．頻度が多いのは耳垢塞栓，耳管機能異常による病態（耳管狭窄症・耳管開放症・滲出性中耳炎），メニエール病などですが，耳鳴と異なり，症状だけから疾患の見当をつけることは困難なので，診断には聴覚的な精査が必要です．

文献
1) 日本聴覚医学会 編：耳鳴診療ガイドライン2019年版．金原出版，東京，2019.

番外編

テストに出るメマイの
解剖・生理・検査・疾患

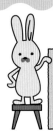

耳の聞こえとメマイは関連が深いって言うなら，ついでにメマイの試験対策もお願い！

ずうずうしいなあ．もう紙面もあまりないけど，ギリギリ試験に合格するレベルならどうにかなるかな．

解剖・生理

まず，バランスを取るにはどういう仕組みが必要か考えてみよう．図1 a にあるような棒が，倒れないでずっと立っていられるようにするにはどうしたら良いかな？

地面に刺せばいいわ．

……．もうキミには聞かないことにする．まずは倒れかけていることをセンサーで感知する必要がある（入力）．そして倒れそうな方向に踏ん張る足が必要だ（出力）．さらに倒れそうなレベルに応じて，どのくらいの力で踏ん張る必要があるか計算するコンピュータが要るね（中枢）．図1 b みたいな感じだ．

難しいのね．

またバランスを取る器官の目的は体勢の維持（体平衡）だけではなく，固視（ぶれないようにしっかり見る）というのがある．例えば，サバンナでライオンから逃げる動物は激しく動きながらも視線を固定してしっかり敵を見ながら逃げている．でないと食べられちゃうからね．これらをまとめたのが表1だ．

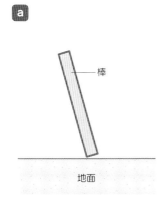

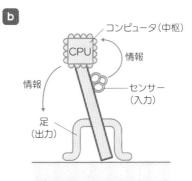

図1　バランスを取るには

表1　バランス維持（平衡）機能

入力	前庭知覚（内耳），視覚（眼），深部知覚
出力	外眼筋（固視），身体諸筋（体平衡）
中枢	小脳（前庭小脳），脳幹

身体の動きには，水平に動くもの（直線加速度）と回るもの（回転加速度）と2種類あるので，内耳の前庭感覚器もこれに対応する2種類がある（表2）.

 回るのはよく感じるけど，直線は新幹線に乗ってもあまり加速を感じないわ.

直線加速度というのはそういうんじゃなく，イコール重力加速度であって地面に対する向きを把握するためのものだ. 身体（頭）が傾いたらすぐ分かるだろう. 地上最速のチーターでもロケットみたいな加速は無理だよ.

表2　内耳のバランス感知器官

直線加速度	耳石器（卵形嚢・球形嚢：前庭にある） ➡重力の方向を知る
回転加速度	半規管（前・後・外側の3半規管：前半規管は上半規管と呼ぶこともある） ➡回転の方向・速度を知る

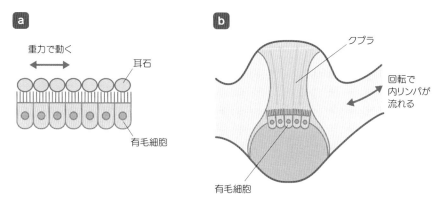

図2　内耳のセンサー

耳石器は平衡斑に石みたいな結晶（耳石）があり有毛細胞の上に載っていて，頭が傾いて耳石がずれるとその下にある有毛細胞がこれを感知する仕組みだ（図2ⓐ）．半規管は膨大部にクプラという毛のようなものがあって，回転で内リンパの流れが生じるとクプラがしなってその下にある有毛細胞がこれを感知する（図2ⓑ）．

うまくできてるのね．

蝸牛もそうだけど，耳石器・半規管も完璧すぎて誰かが設計したんじゃないかと疑うレベルだよ．突然変異とかで説明できなかったら，ダーウィンの進化論危うしだね．

- 緩徐相：眼球をずらす本質的な動き
- 急速相：元の位置に戻す付加的な動き
- ただし**急速相の向き**が「眼振の向き」
- 種類：水平性，垂直性，回旋性，水平回旋混合性

| 水平性
（右向き） | 垂直性
（下向き） | 回旋性 | 水平回旋混合性
（右向き） |

図3　眼振（前庭性眼振）

検 査

検査には大きく分けて前項でやった「固視」と「体平衡」に関する
ものがある．眼の動きと身体のバランスだ．眼は「眼振」という
一方向に眼が振動する動きを観察するのが大事なので図3にま
とめておく．

 なんでゆっくり動く（緩徐相）方向が本質的なの？

視線がぶれないように調節しているのは緩徐相の動きだからだ．
急速相は眼を元の位置に戻すだけなんだが目立つから，こちら
を向きとして採用している．

 ふーん．これは試験によく出るやつね．

そうだ．眼振の検査にはペン先などの指標を実際に見てもらう
「注視眼振検査」と，わざとよく見えないようにフレンツェル
（Frenzel）眼鏡というのを掛けて頭の向きをあちこち動かす検査
があるので図4にまとめておく．このような箱の中に眼振の矢印
を描く決まりだ．眼振がない時にはただの○（丸）を描いておく．

また仰向けに寝てフレンツェル眼鏡を掛けて片方の耳に冷水を
入れるのが「温度眼振検査（カロリックテスト）」と呼ばれ，有名
だ．水を入れた耳の反対方向への眼振がしっかり出れば合格で，
入れた側の内耳前庭機能は正常だ．

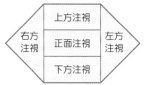 **a** 注視眼振検査

- 指先・ボールペンの先等を
  注視させて眼振を観察する.

b Frenzel 眼鏡下の眼振検査

フレンツェル眼鏡を
装着しての頭位眼振検査

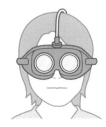

［頭位眼振検査］

懸垂右下頭位	懸垂頭位	懸垂左下頭位
右下頭位	仰臥位	左下頭位

［頭位変換眼振検査］

座位 ⟶ 懸垂頭位
懸垂頭位 ⟶ 座位

図4　眼振検査

- 両脚起立検査(開眼・閉眼)

  Romberg徴候陽性とは，閉眼でフラツキが
  強くなること(末梢前庭あるいは深部知覚の障害).
  これに対し，中枢(小脳)障害は開眼でもふらつき
  が強い.

- Mann検査(閉眼で両足を縦に並べる)

- 単脚起立検査(閉眼)

- 足踏み検査(閉眼)

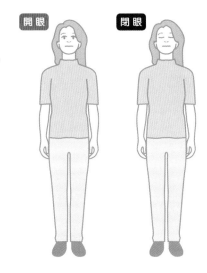

開眼　　閉眼

図5　体平衡機能検査

体平衡機能検査(「立ち直り検査」ともいう)には**図5**のようなも
のがある.　特にロンベルグ(Romberg)徴候陽性は内耳障害を示
唆するので重要だ.

以上は直接患者さんを観察するものだが，これを機械でやるこ
ともできて，眼振を調べるのを「電気眼振計検査(ENG)」，体平
衡を調べるのを「重心動揺計検査」と呼ぶ.　とりあえず名前だけ
覚えておこう.

表3　代表的メマイ疾患

<table>
<tr><td rowspan="3">内耳(末梢)性</td><td>

1.　メニエール病（89ページ参照）
　原因：内リンパ水腫
　メマイ性状：数十分〜半日程度の回転性メマイ発作を反復
　聴力：患側の低音障害型感音難聴
　治療：浸透圧利尿薬など

</td></tr>
<tr><td>

2.　良性発作性頭位眩暈症（benign paroxysmal positional vertigo：BPPV）
　原因：半規管に迷入した異物（耳石など）
　メマイ性状：頭を動かした時のみに回転性メマイ．通常1分以内で収まるが，頭位
　を動かすたびに起こる．典型的な眼振所見を図6に示す．垂直型では頭位変換で回
　旋性眼振が見られる（眼振が強い場合には二重線で表す）．
　聴力：正常（以前と不変，を含む）
　治療：浮遊耳石置換法（理学療法の一種）

</td></tr>
<tr><td>

3.　前庭神経炎
　原因：前庭神経に起こる何らかの炎症（ウイルス等の感染が疑われている）
　メマイ性状：強いメマイが数日間，間断なく続く．健側向きの眼振（麻痺性）が持続
　する（図7）．本疾患ではメマイ感・嘔気が強いので，頭位変換眼振検査は無理に行
　わない（症状を悪化させることが多い）．
　聴力：正常（同上）
　治療：輸液等の保存的治療で自然回復を待つ．入院が必要なこともある．

</td></tr>
<tr><td>中枢性</td><td>

小脳・脳幹の出血や梗塞等で，「急性メマイ発作」の診療は，まずこれをルールアウト
（疑った上で否定）することから始まる．

</td></tr>
</table>

重要な疾患

代表的な疾患の特徴を表3にまとめておく．試験頻出事項なの
でしっかり覚えよう．メニエール病は既に解説済みだね．
BPPV（良性発作性頭位眩暈症）は頭を動かした時に半規管の中
にあるゴミ（耳石など）が動くために，回転していると脳が誤解
して強いメマイ感が起こる病態だ．だから薬では治らず，頭を
動かす理学療法で耳石を半規管の外に出してしまう必要がある．
前庭神経炎はじっと自然治癒を待つしか方法がないんだが，最
近，副腎皮質ステロイドが効くという話も出ている．
急なメマイ発作で救急車で運び込まれたような患者さんでは，
まず脳の問題（中枢性メマイ）がないかチェックするのが必須だ．
内耳性メマイの鑑別診断は翌日以降で十分間に合う．

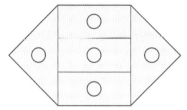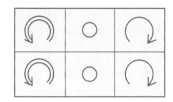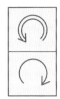

図6　BPPV（垂直型）の眼振所見

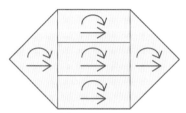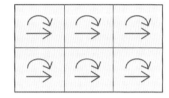

図7　右前庭神経炎の眼振所見

 有難う，助かるわ．指導してる学生が来週テストなの．

 初めて感謝された感じだが，やや現金だね．しかし本当にザックリだから，ちゃんとした教科書で復習しないとダメだよ！

索　引

Ⅲ. 主に伝音難聴（外耳・中耳）を起こす病気

エピローグ

　なるべく平易で通読できるように心がけましたが，筆者に「こだわり」がある部分は妥協せず，他のどこにも売っていない副読本を目指しました．分からない部分は読み飛ばしてもらって結構です．

　あくまで「副」読本なので，これだけ読んで試験を受けないようにしてください（それでも受かるかも知れませんが）．

　専門的な文献を載せたところもありますが，一部マニアの方が対象なのでわざわざ取り寄せる必要はありません．また逆に，覚えやすくするために簡略化した結果，学問的に厳密な表現とならなかった部分もあります．ご了解いただければ幸いです．

帝京大学　伊藤　健

 雑談

どうだい，耳に興味が湧いてきただろう．

そういえば，叔父さんは〈耳の日〉生まれだったわね．

3月3日は日本では昔から〈耳の日〉だったけれども，WHOも"World Hearing Day"に認定したんだよ．

まーた，担ごうとしてもダメよ．もう小学生じゃないんだから．

本当だって．2007年からやってるんだ．Wikipediaで検索すれば分かる．

あっ，本当だ！

そうだろう．耳の専門で決まりだね！

ざーんねん．私は8月7日生まれだし，鼻の専門も見てみるわ．

……

検印省略

肩の凝らない "耳" の話

形態・機能から病気の治療まで

定価（本体 2,500円＋税）

2023年5月10日　第1版　第1刷発行

著 者　伊藤 健 (いとう けん)
発行者　浅井 麻紀
発行所　株式会社 文光堂
　　　　〒113-0033　東京都文京区本郷7-2-7
　　　　TEL （03）3813 - 5478（営業）
　　　　　　（03）3813 - 5411（編集）

© 伊藤 健. 2023　　　　　　印刷・製本：シナノ印刷

ISBN978-4-8306-3330-0　　　　Printed in Japan